Pierre Franckh

Lustvoll Lieben

Pierre Franckh

Lustvoll Lieben

7 Regeln für erfüllten Sex

KOHA

Deutsche Ausgabe: © KOHA-Verlag GmbH Burgrain
1. Auflage April 2006
Lektorat: Delia Rösel
Umschlag: Hilden Design
Cover mit Paar: © José Mayoral
(Modelle: Insa Ammermann & Yann Bouvet)
Cover mit Bett: © Digital Vision/Getty Images
Gesamtherstellung: Karin Schnellbach
Druck: Bercker, Kevelaer
ISBN 3-936862-70-2

Inhalt

Meine Geschichte

1. Guter Sex ... ist für jeden etwas anderes 17

Wie das Drehbuch für unseren Sex entsteht 18
Wie erkenne ich mein wahres sexuelles Profil 20
Die geheime sexuelle Wunschliste 22
Die geheime sexuelle Tabuliste 26
Intime Spuren der Liebe 28
Hol dir deine sexuelle Lebensfreude zurück 31

2. Guter Sex ... ist für jedes Paar etwas anderes 36

Sex und die kleinste gemeinsame Einheit 33
Ein Nein hat immer mehr Kraft als ein Ja 34
Wie kommen wir aus diesem Kreislauf heraus? 37

3. Vier Wahrheiten zum besseren Sex 40

Ich bin anders als du 40
Harmonie im Bett ist der beste Garant
für Langeweile 43
Die Lust kommt mit dem Sex – und nicht vorher 46
Erotik ist eine Frage der Entscheidung 48

4. Liebe dich selbst 51

Rendezvouz mit sich selbst 51
Getrimmt auf Scham und Schande 52
Die sexuelle Eroberung des eigenen Ich 55

5. Der Weg zur eigenen Sinnlichkeit –
frei von Erwartung, Scham und Angst 61

Hohe Erwartungen sind die ersten Schritte zur
Enttäuschung 61
Die Scham überwinden – nicht nur für Frauen 71
Wenn die Angst das Sagen hat –
nicht nur für Männer 84

6. Der schnellste Weg zu gutem Sex:
reden, reden, reden 90

Gedanken sind eine schlechte
Bedienungsanleitung 92
Frag doch einfach, vielleicht bekommst du es ja 94
Wie beginnt man ein erotisches Gespräch 97
Das Spiel für Mutige 100

7. Fantasien sind der Schlüssel zu aufregendem Sex 104

Fantasien wollen nicht immer verwirklicht werden 106
Fantasien sind unser ganz eigenes Kopfkino 107
Fantasien in die Beziehung bringen 109
Tabuisiere dich nicht selbst 113
Das Überschreiten von Tabus bringt Nähe 113

Der große Partnerschafts-Sex-Test 120

Entdeckungsreise in das Feld der sexuellen
Gemeinsamkeiten 120
Fragebogen1 – Basistest 131
Fragebogen2 – Aufbautest 163

Die glücklichsten Paare sind die,
die es immer wieder schaffen
sich zurückzuerobern,
ohne sich jemals verlassen zu haben.

Meine Geschichte

Mein ganzes Leben lang habe ich gesucht.
Gefunden habe ich dich erst,
als ich mich zugelassen habe.

Als meine Eltern mich zeugten, hatten sie Sex. Als Kind wusste ich das nicht. Kinder wissen es lange Zeit nicht. Für Kinder entstehen Kinder auf ganz merkwürdige Weise.
Sex war lange Zeit für mich etwas, für das man sich schämen musste. Obwohl sich scheinbar alle damit beschäftigten, war es ein ziemliches Tabu. Über Sex wurde besser nicht gesprochen.

Als ich endlich in das Alter kam, in dem ich meine ersten Erfahrungen machen sollte, war ich, ohne die rechte Führung meiner Eltern, eher schüchtern und verklemmt. Während andere bereits mit ihren Erfahrungen protzten und von den anderen Jungs bewundert wurden, hatte ich nichts vorzuweisen, da ich es nicht einmal schaffte ein Mädchen zu küssen. Ausgestattet mit riesigen Erwartungen, wollte ich keine Fehler machen und machte alle.
Trotzdem hatte ich einen großen Vorteil gegenüber den anderen Jungs. Ich war bereits bekannt. Ich war oft im Fernsehen und war allein deswegen etwas ganz Besonderes. Unerfahren und bekannt, schüchtern und bewundert – was für eine Mischung. Meine eigenen Erwartungen an mich waren gewaltig. Wenn ich beim Sex versagen würde, wobei ich gar nicht wusste, wie gewinnen oder verlieren gehen sollte, dann würden das alle erfahren und ich zur Lachnummer der Schule werden.
Meine Schüchternheit war aber seltsamerweise kein Nachteil, sondern steigerte die Bereitschaft der Mädchen. Schon damals erfuhr ich am eigenen Leib, dass das andere Geschlecht lieber den netten,

zurückhaltenden Typen mochte, als den reißerischen Draufgänger, den wir Jungs bewunderten.
Noch ein Gedanke machte es mir leichter. Die Mädchen waren ja selber auch noch schüchtern und ebenso unerfahren wie ich. Ich dachte mir also, dass sie sicherlich nicht merken würden, wie stümperhaft ich in Wahrheit noch war. Es gab ihn also, den ersten Kuss, die ersten Berührungen und die ersten Mädchen, die mit mir gingen, und ich stieg im Ansehen der anderen. Ich galt als Gewinner. Aber leider wusste ich nicht, ob die Mädchen, die mich anhimmelten, wirklich mich meinten oder nur den bekannten Jungen aus dem Fernsehen. Denn eins war auch klar: Erfolg ist extrem sexy.
Ich blieb misstrauisch. Tief in meiner Seele war ich überzeugt, keines der Mädchen mochte wirklich mich, sondern nur den bekannten Schauspieler. Schließlich fand ich mich selbst weder hübsch noch anziehend. Ich empfand mich nicht als ganzen Kerl. Andere dagegen schienen alles über Sex zu wissen. Zumindest gaben sie das vor und damals glaubte ich ihnen.

Aber schließlich gab es da ein Mädchen, das ich wirklich mochte. Nur war sie noch misstrauischer als ich. Sie glaubte nicht, dass ich wirklich sie meinte. Schließlich war ich berühmt, konnte also jede haben und hatte sicherlich auch heimlich jede. Das glaubte sie zumindest. Doch ich hatte Glück. Ich hatte mich verliebt und hatte ein Mädchen, das auch in mich verliebt war. Wir beide sprachen über alles, nur nicht über Sex. Auch nicht, als wir es beide zum ersten Mal taten. Es war wundervoll. Sie war zärtlich, einfühlsam, vertraut und voller Nähe. Aber dennoch war währenddessen die Sprache ausgeblendet. Ich hatte einfach keine Worte zur Verfügung. Ich konnte nicht einmal fragen, was ich anders machen sollte, was besser und was weglassen. Ich konnte erst recht nicht sagen, was ich gerne hätte. Zum einen wusste ich es selber nicht so genau, zum anderen hätte ich es mich nie zu sagen getraut. Ich wollte nichts kaputtmachen, wollte nicht, dass unsere Verliebtheit daran zerbrechen würde. Ich wollte keine Forderungen stellen. Ich tat einfach das, was anscheinend gut ankam.

Wir liebten uns, waren glücklich und zogen irgendwann zusammen. Aber irgendwann zog auch der Alltag ein. Das Aufregende, Außergewöhnliche ließ langsam nach. Die Magie verblasste. Normalität stellte sich ein. Leider auch beim Sex. Aber war Sex nicht dieses Gigantische, Himmlische? War Sex nicht etwas, was einen von den Füßen fegte und völlig erschöpft wieder ausspie? Sex konnte unmöglich nur dieses leichte fließende Gefühl sein. Es war schön, ja: Haut spüren, Lachen, Freude, entspannt genießen und einen Orgasmus erleben. Aber wurde nicht von allen behauptet, Sex wäre mehr als das, was ich erlebte? War Sex nicht auch grenzenlose Leidenschaft, verausgabende Nächte, das Erleben von Nähe und Intimität und der Beweis der Liebe?
Je gewöhnlicher der Sex wurde, desto ungeliebter fühlte ich mich. Heimlich begann ich etwas ganz anderes zu befürchten. Vielleicht ließ nicht nur der Sex nach, vielleicht ließ in Wahrheit die Tiefe unserer Liebe nach? Ich war enttäuscht, ohne es genau benennen zu können. Eigentlich waren wir glücklich. Und dennoch ... Ich verließ das Paradies. Zunächst unmerklich, in Gedanken und in meinen Fantasien. Aber plötzlich fand ich mich tatsächlich in einem fremden Bett wieder und erlebte endlich erneut dieses vermisste wunderbare Gefühl von Lebendigkeit. Ich nahm wieder am Leben teil.
Sex kann das ganze Leben verändern. Meines hatte sich verändert. Natürlich suchte ich erneut diese Intensität an Gefühlen. Heimlich, ohne Wissen meiner Partnerin, und entfernte mich so immer weiter aus der Beziehung, bis sie schließlich zerbrach.

Als Liebhaber ein Genuss,
als Partner ein Bankrotteur.

Ich wollte mich spüren, mich in meiner Männlichkeit erleben und genoss den Rausch der Liebe. Erlebte Nächte, die nie enden wollten. Noch höher, noch weiter, noch intensiver. Ich galt als ganzer »Kerl«. Einfallsreich und raffiniert wusste ich Fantasien aufzubauen und die Vorfreude zu steigern. Ich kannte die Worte, die Blicke, die Pausen, das Timing, die Hitze, die Hingabe und die Erschöpfung. Ich mochte den Ruf, den ich genoss. Ich galt als der perfekte Liebhaber, bewundert und begehrt. Doch um dieses Eigenbild aufrecht erhalten zu können, benötigte ich stets neues Publikum, das es zu verzaubern galt. Ich genoss den Flirt, die Verführung, die Hingabe, manchmal noch das Frühstück und natürlich immer wieder das prickelnde Gefühl von aufregender Verliebtheit. Ich war überzeugt, ich würde Frauen glücklich machen. Aber war auch ich glücklich?

Ich wollte gut sein, perfekt, unwiderstehlich. Ich habe alles getan, den Frauen zu gefallen, doch ich habe mich nie gefragt, was ich eigentlich selber wollte. Ich hechelte dem Bild nach, das ich selber von mir entworfen hatte und das die Gesellschaft für bewundernswert hielt. Ich mochte es, angerufen zu werden, weil man mich nicht vergessen konnte. Ich mochte es, im Telefonbuch ganz oben zu stehen. Ich mochte es, Ausreden zu finden, weil ich bereits beschäftigt war.

Aber mit was war ich beschäftigt? Mit dem Herausfinden, was gerade bei der nächsten, anderen, noch unbekannten Frau angesagt war. Wo aber war ich? Wo waren meine Bedürfnisse?

Und wo hatte es mich hingeführt? Nach kurzen Tagen oder Wochen scheinbaren Glücks fiel ich immer wieder zurück in die Leere. Austauschbar und unerfüllt.

Sex hinterlässt Spuren. Unsichtbare. Und diese Spuren tragen wir lange mit uns herum.

Je mehr ich über Sex Bescheid wusste, je raffinierter und perfekter ich wurde, desto weniger schien ich eine wirkliche Beziehung führen zu können.

Die Nähe und Vertrautheit der ersten Ehe stellte sich jedenfalls nicht mehr ein. Ich war oft verliebt, aber die Liebe habe ich nicht mehr gefunden. Auf der Suche nach der wahren tiefen Liebe fand ich immer nur den Sex.

Ahnungslos, ohne rechtes Handwerkszeug konnte ich zwar mein Leben äußerlich auf die Reihe bringen, politische Diskussionen führen, auf der Bühne Menschen in den Bann ziehen, aber ich hatte es nicht gelernt, die wahre tiefe Liebe in mein Leben zu ziehen und auch zu halten.

Von »Liebe machen« wusste ich also viel, von der Macht der Liebe ziemlich wenig.

Ich begann immer unglücklicher zu werden. Ich sehnte mich nach einer wirklichen, dauerhaften Liebe, aber eine Partnerschaft ohne erfüllenden Sex war für mich nicht erstrebenswert. Doch auch der viel gerühmte Sex ohne die Geborgenheit der Liebe wurde für mich immer leerer und schaler. Als Frauenheld bewundert, als Schauspieler erfolgreich, aber tief im Herzen einsam.

Und wen bewunderte ich? Diejenigen, die länger als nur ein paar Monate mit einer einzigen Frau glücklich sein konnten; die erfüllt in ihrer Beziehung waren; die es schafften bei ihrem Partner zu bleiben und dabei ausgeglichen und zufrieden waren. Die gemeinsam händchenhaltend in den Sonnenuntergang schauten und an einer gemeinsamen Zukunft bauten.

Aber gab es solche Paare überhaupt? Oder war das nur eine Projektion? Denn die Wahrheit schien eine andere zu sein. All die »glücklichen« Paare waren meist gar nicht so erfüllt. Schon gar nicht in der Ausübung der eigenen Sexualität. Nicht umsonst fanden sich immer mehr verheiratete Frauen in meinen Armen. Ausgehungert, enttäuscht und unzufrieden wollten sie sich wenigstens für einen Nachmittag wieder in ihrer Fraulichkeit spüren. Sie wollten nicht ihren Partner verlassen, sie wollten nur etwas von sich zurückholen, was sie verloren zu haben glaubten.

Mit einem Mal erkannte ich die Ähnlichkeiten. Ihnen erging es, wie es mir gegangen war, als ich aus meiner ersten Ehe ausgebrochen war. Auch bei ihnen war es so, dass bereits nach kurzer Zeit das anfängliche Feuer der Erotik verloschen war. Ohne es ändern zu können, verwundete es beide Partner zutiefst und erschwerte das Zusammenleben.

Ab diesem Moment des Erkennens stellte sich für mich eine Frage: Ist mein Traum von einer festen Partnerschaft nichts weiter als eine Illusion?

Ist dauerhaft guter Sex in der festen Partnerschaft gar nicht möglich oder machen wir etwas Grundlegendes falsch?

Was genau geschieht denn in dieser kurzen Zeitspanne von zwei Jahren, in der der Sex so weit herunterfährt, dass es fast keinen Spaß mehr macht sich mit dem Partner zu vergnügen? Schlossen sich Sex und wahre tiefe Liebe über einen längeren Zeitraum vielleicht vollständig aus? War Sex mit dauerhafter Liebe vielleicht gar nicht vereinbar? Aber ohne erfüllenden Sex in unserem Leben fühlen wir uns einsam und nicht angenommen. Etwas fehlt. Die Partnerschaft macht keine Freude mehr.
Mit dem, was die Gesellschaft anbot, wollte ich mich nicht abfinden. Ich hörte von Seitensprüngen, Affären und heimlichen Liebschaften, die man am besten dem Partner verheimlichen sollte.

Ich war nicht mehr bereit, mein Leben so weiter zu führen. Es musste etwas anderes geben. Und ich war gewillt es herauszufinden. So zog ich mich für einige Zeit komplett von der Außenwelt zurück und verbrachte etliche Monate in Klausur und Meditation. Extrem wie ich war, stellte ich sogar den Strom ab, warf alles, was mich in meinen Gedanken stören konnte, aus der Wohnung, ernährte mich nur noch von Obst und Wasser und ging einzig und allein der Frage nach, wie ich es schaffen könnte, endlich eine wahre tiefe Liebesbeziehung zu führen. Natürlich wollte ich tief erfüllenden Sex erleben. Aber mit der Person, die ich liebte. Und ich wollte ihn auf Dauer erleben. Ohne von einem Bett zum nächsten zu wandern. Ich wollte nicht mehr die Leere und Einsamkeit spüren. Ich wollte nicht länger austauschbar sein. Ich wollte lieben und geliebt werden. Seelisch und natürlich körperlich.
Ich versuchte meiner eigenen Wahrheit auf den Grund zu kommen und beschäftigte mich nur noch mit diesen Gedanken. Warum habe ich keine erfüllende Partnerschaft? Warum habe ich in einer längeren Partnerschaft nicht den Sex, den ich mir wünsche? Warum reizt

mich nach kurzer Zeit der Partner nicht mehr, sodass ich woanders hingehe. Wer oder was in mir verhindert es, dass ich auch in einer langjährigen Partnerschaft noch erfüllenden Sex finde? Wieso läuft es immer nach dem gleichen Schema ab?
Um mir selbst und meinen Handlungsweisen auf die Spur zu kommen, bastelte ich an einem Handwerkszeug, wie ich mein Leben besser und genauer verfolgen konnte. Mit Hilfe von Listen versuchte ich etwas Ordnung ins Chaos zu bringen. So begann ich Knoten für Knoten zu betrachten und zu lösen.
Und plötzlich, nach Wochen, erkannte ich eines Morgens den roten Faden in meinem Leben. Alles war logisch und konsequent. Ein Erlebnis hatte zum nächsten geführt und zurückverfolgend erkannte ich mit einem Mal die innere Struktur meines ganzen Unglücks.

In dieser Zeit, vor nunmehr fünfzehn Jahren, hat mich das Schicksal reich beschenkt und mich Antworten finden lassen. Antworten, die mein Leben verändern sollten. Damals wusste ich noch nicht, dass meine Antworten auch für viele andere ein Weg sein könnten. Damals wusste ich noch nicht einmal, ob sie überhaupt lebbar waren. Aber ich war nicht mehr bereit, mich mit weniger abzufinden und begann nach diesen, meinen eigenen Regeln zu leben. Auch wenn es nicht immer der leichte Weg war. Auch wenn es so vollkommen im Gegensatz zu meinem Leben davor stand. Auch wenn es mir schwer fiel zu erkennen, dass ich kein Superstar war, kein Held, auf den man stolz sein konnte, kein Märchenprinz, den man sich an seiner Seite wünschen sollte. Ganz im Gegenteil: Voll unbewusster Muster auf die Menschheit losgelassen, war ich unfähig eine wahre tiefe Liebe zu leben.
Mein Leben hat sich seitdem vollkommen geändert. Ich fand die Erfüllung. Ich fand den seelischen Reichtum. Ich fand ihn jedoch nicht durch außen, sondern erst als ich in meinem Inneren Ordnung schaffte. Und als ich für mich selbst schon weitgehend Klarheit gefunden hatte, trat eine wunderbare und starke Partnerin in mein Leben. Im Zusammensein mit ihr wurden mir meine Fehler und Schwächen deutlich und gemeinsam mit ihr konnte (und kann) ich sie transformieren.

Ja, eine Beziehung ist mitunter Arbeit. Harte Arbeit. Eine Beziehung ist aber auch Heilung. Heilung aller Wunden und Verletzungen der Vergangenheit.

Heute weiß ich, es gibt sie, die erfüllende tief berührende Sexualität. Vor allem gibt es sie in Partnerschaften, die länger halten. Eigentlich gibt es sie nur dort. Heute weiß ich, was Sex noch sein kann. Jenseits aller körperlichen Erfahrung. Wenn dir der Mensch, den du liebst, seine Gefühlswelt offenbart, dir Einblick in sein Leben gewährt, dich so nah wie niemand anderen heranlässt, im tiefsten Vertrauen alle Scham und Hemmungen über Bord wirft und wahre Intimität entstehen lässt, sodass du nur noch weinen möchtest vor Glück – in diesen Momenten wird dir klar, wonach du dein ganzes Leben gesucht hast.
Diese Momente gibt es. Und zwar immer wieder. Vor allem in einer festen Beziehung.
Man muss nur wissen, wie man sie erhält. Genau davon handelt dieses Buch.

Ich danke meiner Familie dafür, dass sie den Mut aufbringt hinter mir zu stehen und mich darüber schreiben zu lassen.

Der berühmte Scheidungsanwalt Robert Stephan Cohen erzählte in einem Interview: »Ich habe noch nie eine Ehe geschieden, über die ein Klient sagte: ›Wir haben großartigen Sex, aber…‹«

Guter Sex ist also mit das sicherste Fundament einer dauerhaften und glücklichen Beziehung.

1

Guter Sex ist … für jeden etwas anderes

Ein Mann und eine Frau treffen sich. Sie mögen sich. Sie sind verliebt. Sie sind auf der Suche nach dem Partner[1] fürs Leben. Sie wollen miteinander schlafen. Aber keiner der beiden weiß, welche Erwartungen der andere mitbringt und stillschweigend an ihn stellt. Keiner weiß vom anderen, was genau an geballter Vorstellungskraft auf ihn zukommt. Das Einzige, in dem sie sich einig sind: Sie wollen ankommen, Glück erfahren und tief erfüllenden Sex erleben.
Nur selten gelingt dies auf Dauer. Und ebenfalls nur selten wird diese Enttäuschung mitgeteilt. Aus Angst vor noch größerer Enttäuschung. Aus Angst, die entstandene Nähe zu zerstören.
Beide hoffen, dass es sich ändern wird. Beide wissen nicht, dass sich diese Hoffnung nicht erfüllen wird.
Wenn sich zwei Menschen begegnen, treffen zwei unterschiedliche Vorstellungen von erfüllendem Sex aufeinander, die auf einer langen Geschichte in der jeweiligen Persönlichkeit basieren.

Jeder von uns hat eine eigene nicht austauschbare Geschichte.

Wenn wir mit jemandem ins Bett gehen, mögen wir noch so sehr glauben, dass wir ausschließlich im Hier und Jetzt die Liebe und Lei-

[1] In diesem Buch stehen »der Partner« und »er« als Oberbegriff für Frauen und Männer, es sei denn, es geht ausdrücklich um eine Partnerin. Beim Lesen des Buches sollte man daher im Geiste immer die jeweilige weibliche oder männliche Form des Wortes und ein inneres Bild des realen Partners bewusst vor Augen haben.

denschaft erleben. Leider ist dies nicht der Fall. Natürlich wollen wir nur den Moment spüren, in der Liebe aufgehen, völlig frei und losgelöst alles hinter uns lassen. Aber wir können nichts vergessen. Wir sind nicht plötzlich anders. Wir bringen uns immer mit. Und damit auch all unsere Erfahrungen und Erinnerungen.
Letztlich bestimmt immer nur unsere bewusste und unbewusste Erwartungshaltung darüber, ob wir den Sex als erfüllend oder minderwertig betrachten.
Aber nicht nur uns geht es so. Auch unser Partner bewertet den Sex, den wir mit ihm haben. Und meist bewertet er ihn völlig anders als wir. Wie oft passiert es, dass der Partner danach schwärmt, wie wundervoll es gewesen sei, und man selbst fand es eher langweilig. Übertreibt der andere jetzt aus Höflichkeit? Das muss nicht sein: Obwohl er die gleiche Tätigkeit mit uns teilt, obwohl wir ihm scheinbar so nahe sind, entwickelt er höchstwahrscheinlich ganz andere Gefühle dazu. Denn auch er hat seine ganz eigene Geschichte.

Wie das Drehbuch für unseren Sex entsteht

Wir unterscheiden uns von anderen durch unser Elternhaus, unsere Erziehung, unsere Kindheit und die ersten sexuellen Erfahrungen. Wir gehören einer bestimmten Kultur an, bevorzugen eine bestimmte Religion und haben eine feste Meinung zur Politik. Wir gehen einem eigenen Beruf nach, haben Hobbies, Freunde und Lieblingsmahlzeiten. All das und tausend andere Dinge haben uns geprägt. Natürlich auch unsere Vorstellung von dem Sex, den wir haben wollen.
Und meist gab es auch ein sexuelles Leben vor unserer jetzigen Beziehung, andere Partner, mit denen wir Sex hatten. Wir hatten tollen Sex. Wir hatten normalen Sex. Und langweiligen. Vielleicht hatten wir Sex mit Personen, mit denen nur der Sex aufregend war. So aufregend, dass wir mit ihnen Sex hatten, ohne mit ihnen zusammen sein zu wollen. Vielleicht haben wir gelernt zu lügen, um Sex zu bekommen, oder Dinge im Bett vorgetäuscht, um die Beziehung aufrecht zu erhalten. Vielleicht hatten wir mit Sex größeren Erfolg als mit der

Beziehung selber. Vielleicht hatten wir wundervollen Sex, wurden aber auf andere Weise emotional allein gelassen.

Vielleicht aber war unsere bisherige Erfahrung wenig positiv oder gar traumatisch. Vielleicht haben wir Dinge erlebt, die wir nie wieder erleben wollen und über die wir auch nicht sprechen können. Sehr oft gibt es tiefe Verletzungen. Vielleicht verbinden wir noch heute einen Teil unserer Sexualität mit einer bestimmten Person. Vielleicht hätten wir heute auch gerne wieder eine ganz bestimmte Art von Sex, befürchten aber genau dort erneut verletzt zu werden.
Wie wir uns im Bett geben, hat also oft weniger mit unserem jetzigen Partner zu tun als mit den Erfahrungen, die wir mit anderen Menschen gemacht haben, und dem Umfeld, in dem wir aufgewachsen sind.
Wir betrachten unsere sexuelle Welt nicht neutral und unvoreingenommen. Wir sind gefangen in unseren Vorstellungen, Erwartungen und Befürchtungen. Was uns also erregt, was uns gefällt oder missfällt ist das Resultat einer langen Geschichte. Ob wir im Bett stumm oder redselig sind, stürmisch oder zaghaft, schüchtern oder mutig, verklemmt oder freizügig hängt wesentlich von unserer Geschichte ab.

Unsere eigene Geschichte lässt uns nicht frei und losgelöst in der Gegenwart leben.

Das meiste davon ist uns übrigens nicht einmal bewusst. Das Erstaunlichste aber ist, dass ganz viele unserer Wünsche oder Sehnsüchte gar nicht unserem wirklichen sexuellen Profil entsprechen. Wir tun also wahrscheinlich ganz viele Dinge im Bett, die überhaupt nicht unserem Charakter entsprechen. Vieles wurde einfach nur von den Meinungen anderer übernommen. Ebenso vermeiden wir vielleicht viele Dinge, obwohl genau darin unsere sexuelle Erfüllung liegen würde.

Guter Sex ist nur der, der unserem wahren sexuellen Profil entspricht.

Wie erkenne ich mein wahres sexuelles Profil?

Das eigene sexuelle Profil ist gar nicht so leicht aufzuspüren. Man kann es nicht einfach abrufen. Deswegen nützt es auch nichts, wenn der Partner danach fragt. »Was hast du gern?« »Welche Praktiken möchtest du gerne ausprobieren?« Wahrheitsgetreue Antworten sind entweder nicht leicht oder gar nicht zu bekommen.

Zum einen, weil das eigene sexuelle Verhalten stets von den Meinungen anderer überlagert ist und es uns selbst daher im Großen und Ganzen verborgen bleibt. Man weiß zwar, was man bisher so gemacht hat. Auch was davon einem nicht gefallen hat. Aber das restliche – noch mögliche – Feld der eigenen Sexualität ist einem weitgehend unbekannt. Und meist will man es auch gar nicht kennen lernen. Es macht Angst, weil man befürchtet Tabus zu verletzen. Schließlich gab es Dinge in unserer Vergangenheit, die uns dazu veranlasst haben unserer eigenen Sexualität nicht weiter nachzugehen.

Zum anderen können wir nicht davon ausgehen, dass unser freimütiges Geständnis beim Partner auf neutrales Interesse stoßen oder gar mit euphorischem Kopfnicken beantwortet werden wird. Beim Offenlegen der eigenen sexuellen Sehnsüchte haben wir also scheinbar mehr zu verlieren als zu gewinnen. Outet man sich als Missionarssteller, könnte man als spießig und langweilig abgetan werden. Gibt man seine Vorliebe für SM preis, könnte man als pervers betrachtet werden. Zeigt man, dass man auch gerne Analverkehr mag, könnte man als abartig gelten. Und wenn der Partner unsere Ideen oder Tendenzen ablehnt, könnte das fatale Folgen haben. Wir fürchten ausgelacht, verachtet oder gar verlassen zu werden. Er könnte uns als ganzen Menschen ablehnen. Selbst auf gezielte Fragen hin, teilt man also nur das mit, was mit großer Wahrscheinlichkeit auf Gegenliebe stoßen wird. Von allen anderen Möglichkeiten, die einem vielleicht auch noch gefallen könnten, hat man sich schon lange vorher, in der Kindheit, der Jugend und bei den vielen anderen Partnerschaften, innerlich verabschiedet. Oft weiß man nicht einmal mehr, was einem ursprünglich einmal, am hoffnungsvollen Anfang, gefallen hätte. Man hat sogar im Laufe der Zeit – ganz unbewusst

– begonnen seine ungeliebten Wünsche selber zu zensieren. Man hat gelernt, was ankommt und was nicht. Was nicht ankam, hat man nie wieder angeboten.

Bewusst oder unbewusst tragen wir diese Sehnsüchte noch immer mit uns herum. Wir trauen uns nur nicht mehr sie zu kommunizieren. Meist trauen wir uns nicht einmal mehr sie zu denken. Und wenn wir es dennoch tun, fühlen wir uns dafür schuldig. Wahrscheinlich haben wir inzwischen sogar vergessen, was wir ursprünglich einmal wollten. Wir haben es ja nicht bekommen. Also gibt es so etwas gar nicht. Zumindest nicht für uns. Es steht uns nicht zu. Man darf nicht so sein. Wenn man so denkt und fühlt, ist man ein verdorbener Mensch.
Dieses Bewusstsein hat sich tief in uns eingegraben: Wenn wir sexuell so empfinden, sind wir schlecht. Aber wir sind nicht schlecht. Wir denken nur, wir seien es. Wir bewerten uns nur selber. Wir haben unser eigenes Sexualverhalten so lange zensiert, bis unser Denken und Fühlen sich dem, was wir durften, angeglichen hatte. Aus diesem Grund leben wir heute teilweise ein Verhalten, das überhaupt nicht unserer Anlage entspricht.

Unser eigentliches Sexprofil ist also oft ein anderes, als wir selber glauben und nach außen leben.

Daraus ergeben sich ein Gefühl von Minderwertigkeit und die Überzeugung, nicht geliebt zu werden. Wir finden keine Erfüllung im Bett, da unser Liebesleben unsere sexuellen Eigenarten nicht berücksichtigt. Solange wir unser eigenes sexuelles Profil nicht wirklich kennen, sind wir Spielball von unbewusst antrainierten Mustern. Wenn wir also der Frage nachgehen, was guter Sex ist, sollten wir herausfinden, was für *uns* guter Sex ist. Und warum wir uns dafür schämen ihn zu äußern oder gar zu haben.

Wenn man seine Vorstellungen kennt, kann man sie auch erleben.

Sinn des Entdeckens des *wahren* sexuellen Charakters ist, sich endlich wieder mehr der eigenen Sexualität zuzuwenden. Sich nicht mehr nur auf die Sexualvorstellungen des Partners oder der beschränkenden Moral der Gesellschaft begrenzen zu lassen. Durch das Entdecken der eigenen Wünsche und Sehnsüchte nimmt man sich wieder als Mann, als Frau wahr, mit klaren sexuellen Wünschen. Wir nehmen wieder die Position ein, die uns zusteht. Etwas erwacht wieder in uns. Es war eigentlich immer vorhanden. Wir hatten es nur unterdrückt. Aus Angst vor weiteren Verletzungen hatten wir sogar Angst vor den eigenen Tiefen, weil wir fürchteten, dass wir in unserer tiefsten Seele verdorben sind. Aber wer sagt das? Wer bewertet uns? Wer setzt die Regeln? Wieso ist das eine politisch korrekt und das andere nicht?

Wenn zwei Menschen Freude an ihren Körpern und ihrer Sexualität haben, gibt es keine Grenzen.

Das Verleugnen der eigenen Sexualität hat uns letztendlich nur dahin geführt, wo wir heute sind. Wir erleben langweiligen Sex. Meistens findet er gar nicht mehr statt.

Wie erkenne ich nun mein wahres sexuelles Profil? Dazu müssen wir der Frage nachgehen: »Was erwarte ich vom guten Sex?«

Die geheime sexuelle Wunschliste

Wir werden uns nun damit beschäftigen, deine wirklichen Bedürfnisse herauszufinden. Vor allem diejenigen, die du vergessen oder verdrängt hast. Du benötigst dazu nur einen Zettel und einen Stift. Alles, was du jetzt aufschreibst, sind keineswegs Forderungen an deinen Partner. Es sind einfach nur deine sexuellen Eigenarten. Es sind deine Gedanken und deine Fantasien. Und nicht alles drängt danach, wirklich in die Tat umgesetzt zu werden. Vieles ist nur ein Wunschgedanke. Aber auch dieser sagt etwas über dein sexuelles Profil aus und gehört zu dir.

Beobachte dich einfach genau. Was geht dir leicht von der Hand aufzuschreiben? Was schwerer? Und was traust du dich auf keinen Fall schriftlich festzuhalten? Was ist deine größte Angst? Lass dir Zeit. Nicht immer ist es einfach, die Antworten auch zuzulassen. Zu viel Ballast und Meinungen wurden uns von anderen aufgebürdet und irgendwann von uns als eigene Wahrheiten übernommen. Was immer dir dazu einfällt ist weder gut noch schlecht. Bewerte es nicht. Beschäftige dich einfach nur mit dem, was dich ausmacht, ohne dabei an irgendjemand anderen zu denken. Es gibt niemanden, auf den du Rücksicht nehmen müsstest. Schreib es einfach auf. Und beobachte dich dabei. Was passiert mit dir, wenn du es schriftlich festhältst? Welche Gefühle kommen hoch? Wut? Trauer? Sehnsucht? Fühle auch die Angst, die hochkommt, wenn du es benennen sollst. Fühle die Scham und Schuld, die es gibt. Die du nicht loslassen kannst. Die dich behindert es zu sagen. Die dich sogar behindert es heimlich aufzuschreiben.

Je ehrlicher du dabei bist, je unbefangener, je wütender oder trauriger, desto mehr wird kommen. Versuche, dich nicht zu beschränken oder nett und höflich zu sein. Beurteile deine Meinung nicht. Sei einfach wahrhaftig. Sei alles, was du dich nie trauen würdest, jemand anderem zu zeigen. Wütend, ungerecht, anklagend, vehement. Jetzt gibt es niemanden, der dich zurechtweist, korrigiert oder dir das Gefühl gibt im Unrecht zu sein. Vielleicht fällt es am Anfang nicht leicht. Doch sobald man damit anfängt, kommt meist eine Lawine ins Rollen. Anfangs klein und unscheinbar wird sie gewaltiger und größer, Emotionen kommen dazu und plötzlich ist man erstaunt, dass der Berg so gewaltig wird. Es wird mit Sicherheit auch viel an Abwehr hochkommen. Wenn du Widerstände spürst, frage dich, wer dich am Schreiben hindert. Wessen Meinung ist das in Wirklichkeit? Je genauer du bist, desto stärker wirst du auch die Tabus spüren, in denen du gefangen bist. Wenn dir manches zu schwer fällt, schreibe diesen Teil nur fragmentarisch auf, schnell und unleserlich. Sperr dich ein. Meinetwegen im Bad. Aber schreib es auf. Nach der Übung kannst du es sofort verbrennen, zerreißen oder im Klo runterspülen. Aber schreib es erst einmal auf. All das, was du nun über dich herausfindest, ist ein wesentlicher Teil deiner Sexualität.

Die Fragen, die du nun beantworten sollst, sind ganz einfach.

> *Wenn du auf niemanden Rücksicht nehmen müsstest, wenn du nur an dich denken dürftest, welche sexuelle Handlung würdest du dann am liebsten tun? Wie möchtest du dich eigentlich geben?*
> *Mit wem würdest du gerne was machen? Dies kann dein Partner sein oder eine völlig fremde Person. Welche sexuelle Handlung erregt dich am meisten?*
> *Was würdest du dich niemals trauen jemandem mitzuteilen? Wo glaubst du dich lächerlich zu machen?*
> *Für welche sexuelle Handlung schämst du dich so sehr, dass du, obwohl es dir gefallen würde, den Wunsch danach nicht äußerst?*
> *Was würde dich reizen, doch es erscheint dir als albern, zu mutig oder gar pervers?*

Das mag ich alles	

Wenn du die Liste wahrheitsgemäß ausgefüllt hast, kennst du den Großteil deiner eigentlichen Sehnsüchte, Hoffnungen und Wünsche. Das alles würdest du gerne tun, wenn du es könntest. Wenn es keine Scham, Angst oder Bewertungen gäbe. Aber natürlich gibt es sie. Natürlich trauen wir uns vieles von dem, was wir aufgeschrieben haben, niemals unserem Partner zu zeigen. Und manches haben wir wahrscheinlich gar nicht aufgeschrieben, aus Scham vor uns selber. Vielleicht gibt es sogar Dinge, die du selbst an dir nicht magst. Vielleicht erschreckt dich die Wucht deiner eigenen Sexualität. Vielleicht willst du die Triebhaftigkeit in dir nicht anerkennen. Dennoch besitzen wir auch tierische Instinkte. Solange wir diese verleugnen, müssen wir immer einen Teil von unserem Selbst verleugnen. Auch in unseren tierischen Anteilen steckt Glückseligkeit. Sex kann auch ganz roh und ungehemmt sein. Bewerte es nicht.

Geh noch einmal zurück zu deiner Liste. Überprüfe, was noch fehlt. Hab Mut. Sei ehrlich zu dir selbst. Du musst nichts von dem, was du aufschreibst, jemandem zeigen oder jemals in die Tat umsetzen. Es geht nur darum herauszufinden, was dir alles gefallen könnte, wenn es nichts auf der ganzen Welt gäbe, das dich bewerten oder daran hindern würde.
Kehre die nächsten Tage immer wieder zu dieser Liste zurück. Beschäftige dich mit ihr. Komm in Kontakt zu deiner wirklichen Sexualität. Je länger du darüber nachdenkst, desto mehr werden längst vergrabene Wünsche und Sehnsüchte hochkommen. Du brauchst auch nicht auf jede Frage eine Antwort zu wissen. Manches wird ganz unvermutet in dein Bewusstsein kommen. Beim Aufräumen, Spazierengehen oder Autofahren. Blitzartig werden dir Dinge einfallen, die du irgendwann einmal tun wolltest, die man dir aber gründlich verleidet hat. Dann kehre zu deiner Liste zurück und schreibe sie auf. Mach dir auch keine Sorgen, wenn du anfangs vielleicht eher ratlos vor deiner Liste sitzt. Unsere wahre sexuelle Natur ist oft so tief versteckt, dass es etwas dauern kann, bis sich die schützenden Mäntel öffnen. Aber sei dir sicher, die Antworten werden kommen, wenn du dich immer wieder mit der Frage beschäftigst. Du solltest einfach nur offen für die Antworten sein. Und sie nicht bewerten. Wenn die Antworten richtig sind, wirst du es fühlen. Sie werden dich bereichern. Vielleicht machen sie dir auch Angst, aber du wirst spüren, dass sie Teil deiner wirklichen sexuellen Persönlichkeit sind. Vielleicht wirst du manche Antworten nicht mögen, weil du dich selber nicht so sehen möchtest. Vielleicht hast du auch Angst, dass dein Partner dich dann verlassen würde. Dennoch wirst du die Richtigkeit der Antworten daran erkennen, dass du innerlich größer, reifer und bewusster wirst. Du wirst dich jedenfalls mit Sicherheit wundern, was die nächsten Tage hochkommt, wenn du auf die Fragen fokussiert bleibst. Erlaube dir und deinem Bewusstsein einfach, dass diese Gedanken willkommen sind. Dann werden sie auch kommen.

Die geheime sexuelle Tabuliste

Jetzt fügen wir noch eine zweite Spalte hinzu. Hier geht es um deine ganz persönlichen Tabus. Tabus sind nicht einfach da, sie sind nichts Naturgegebenes. Tabus entwickeln sich. Sie reifen und wachsen. Haben wir eine schlechte Erfahrung gemacht, werden wir sie beim nächsten Mal vermeiden. Dabei spielt es keine Rolle, ob das negative Erlebnis vielleicht nur personenbezogen war. Wir werden es künftig zu verhindern suchen. Dieses Tabu baut sich weiter auf und entwickelt ein Eigenleben. Irgendwann ist das eigentliche Erlebnis längst vergessen, das Tabu aber bleibt. Felsenfest. Dabei ist es dem Tabu egal, wann und wo es entstanden ist. Es kann vom Elternhaus, der Kindheit, der Erziehung oder dem ersten Erlebnis stammen. Ein Tabu hat also nichts mit gut oder schlecht zu tun. Sondern nur mit deiner Geschichte.

Versuche deine Tabus nicht zu verleugnen. Akzeptiere sie. Das gehört momentan zu dir.

Vielleicht schaffst du es nicht, wilde Triebhaftigkeit mit tief verbindender Liebe in Einklang zu bringen. Vielleicht glaubst du, dass manches dich entwürdigen würde. Oder dass du dich zu sehr offenbarst, wenn du liebst und dich in die Hände deines Partners gibst. Tabus sind genauso vielfältig, wie es Menschen gibt. Was sind deine Tabus? Versuche frei von jeder Bewertung folgende Fragen zu beantworten.

Was möchtest du beim Sex nicht erleben? Was ist für dich Tabu? Was macht dir Angst? Was findest du eklig? Beschreibe die Handlungen, nicht die Gefühle. Also, was möchtest du auf keinen Fall tun? Und was möchtest du nicht, dass mit dir getan wird?

Das mag ich alles	*Das mag ich nicht*

Nun haben wir einen ganz guten Überblick über unsere Vorlieben und Abneigungen. Das sagt aber noch nichts über unseren wahren sexuellen Charakter aus. Wie wir ja wissen, entsprechen viele unserer Wünsche und Sehnsüchte gar nicht unserer wirklichen sexuellen Persönlichkeit. Auf der anderen Seite unterlassen wir vieles, obwohl uns vielleicht einiges davon durchaus Freude bereiten würde. Deshalb wollen wir nun herausfinden, warum wir so denken und fühlen. Was davon ist wirklich unsere eigene Auffassung? Und was davon ist fremdbestimmt? Wer ist der Auslöser für die vielen Verbote? Wer bewertet für uns, was richtig ist und was falsch?

Im Bett ist man niemals allein mit seinem Partner.

Dort tummeln sich unsere Eltern, Großeltern, Freunde, Verwandte und Expartner. Dort tummeln sich deren Meinungen, Vorurteile, Ratschläge, Warnungen und Moralvorstellungen. Und nicht allein wir kommen mit dieser Armee an. Unser Partner bringt seine ebenfalls mit. Nicht selten treffen wir dort auch Pfarrer, Teufelsaustreiber, Moralisten, Spießer und Feministen. Jeder, der in unserem Leben wichtig war, hat an unserer Meinung Anteil. Sehr oft finden wir dort auch Kolumnen aus Zeitschriften, Fernsehsendungen, Ratgeber oder vorgespielte Verhaltensweisen aus Pornos.

Füge also eine dritte Spalte hinzu und schreibe hinein, wer die jeweilige Meinung deiner Vorlieben oder Tabus auch vertritt. Auf diese Weise findest du schnell heraus, woher die meisten deiner »eigenen« Meinungen stammen. Wenn du nicht sofort weißt, wer dich in dieser Weise beeinflusst hat, gibt es einen einfachen Trick. Verbinde dich mit der Angst, wenn dies jemand lesen könnte. Wenn dies jemand finden würde. Was würde er über dich denken, wenn er lesen könnte, was du alles im Bett für gewagte Sachen magst? Verbinde dich mit der Scham. Wer lässt dich so fühlen?

Denke dabei auch an deine unerfüllten Wünsche. Deine Wünsche sind dein gutes Recht. Warum bekommst du sie nicht erfüllt? Wer hindert dich daran? Schieb all denen, die dich an der Erfüllung behindern, in aller Deutlichkeit die Schuld zu. Benenne die Perso-

nen. Sag ihnen die Meinung. Vielleicht hast du dich schon viel zu lange zurückgehalten. Unerfüllte Sehnsüchte sind unerträglich. Vielleicht ist dein Leben dadurch unerträglich. Dann schreib es auf. Lass es endlich raus. Alles, was dich belastet, dich nicht glücklich sein lässt. Wie lange willst du dich noch zurückhalten?
Gehe nicht so einfach darüber hinweg. Lesen allein hilft dir nicht deine eigene Wahrheit zu erkennen. Unser Ziel ist es doch lustvoll zu lieben. Wir sind mitten auf dem Weg. Deswegen beschäftige dich mit dieser Liste. Keiner kann dir diese Arbeit abnehmen.

Das mag ich alles	*Diese Meinung vertritt auch*
Das mag ich nicht	

Wenn du nun den Satz »Diese Meinung vertritt auch« ersetzt durch den Satz »Von – *(Name)* – wurde ich massiv beeinflusst«, kannst du erkennen, wer dich in Wirklichkeit manipuliert hat.
Viele deiner Vorlieben und Tabus haben also nicht unbedingt etwas mit dir zu tun. Oft zeigen sie nur die Meinung anderer.

Intime Spuren der Liebe

Nun gehen wir noch eine Spur tiefer. Jenseits von allen äußeren Einflüssen, gibt es natürlich auch die ganz intimen Einflüsse. Viele unserer bewussten und unbewussten Muster im Bett folgen einer ganz direkten körperlichen Erfahrung. Es gibt eine Logik in unserem intimen Handeln. Diese Logik hat sich entwickelt, fortgesetzt und gesteigert. Vieles aus deiner Liste »Diese Meinung vertritt auch« wirst du hier wieder finden. Wir suchen nun nach der Chronologie unserer sexuellen »Erziehung«.

Schreibe die Namen deiner bisherigen Beziehungen, Affären, Romanzen oder One Night Stands untereinander. Beginnend mit dem ersten Kuss, der ersten Verliebtheit, der ersten großen Liebe, weiterwan-dernd bis zum heutigen Tage. Wenn du keine Namen mehr weißt, schreibe stellvertretend den Ort oder sonst etwas Markantes (Geburtstagsfeier etc.) auf.
In die zweite Spalte schreibst du all das, was dich damals daran fasziniert hat. Was hat dir gefallen, was mochtest du weniger. Wie verlief die Beziehung? Was hat dich glücklich gemacht, was weniger? An welchem Punkt begann es zu kriseln? Wovon warst du enttäuscht? Aus welchem Grund habt ihr euch getrennt? Und wie verlief die Trennung? War sie schmerzhaft? Hast du dich übervorteilt gefühlt? Hintergangen? Betrogen? Schreib alles auf, was dir zu der jeweiligen Beziehung einfällt. Vor allem auch die Eigenschaften der jeweiligen Partner. Wie waren sie? Wie haben sie dich behandelt? Was hat dir geschmeichelt? Wovon warst du überrascht? Wie haben sie dich bekommen? Welche Hoffnungen und Versprechungen gab es? Und welche wurden gehalten?

Name	*Die wesentlichsten Eigenschaften*

Und nun sehen wir uns einmal die Ähnlichkeiten deiner Partner an. Gab es Wiederholungen? Vielleicht immer wieder die gleichen Enttäuschungen? Oder Überforderungen? Gab es eine Entwicklung? Welche Dinge hast du gelernt und mit in die nächste Partnerschaft genommen? Oder aber, welche Sachen hast du aufgehört und bis heute nicht mehr probiert? Welche Vermeidungsstrategien hast du entwickelt?
Füge nun eine weitere Spalte hinzu. »Die wesentlichsten sexuellen Eigenschaften.«

Hier geht es nur um deine Erlebnisse im Bett. (Oder wo auch immer du geliebt worden bist.) Was hat dir gefallen? Was hat dich erschreckt? Was hat dich enttäuscht? Was hast du neu entdeckt? Vor allem aber, und das ist das Wichtigste an dieser Liste, schreibe auf, was dich am Sex ärgert. Wo hast du dich verletzt, verlassen, betrogen, ängstlich, ungerecht behandelt oder überfordert gefühlt? Oder abgewiesen? Nicht wahrgenommen, missbraucht, nicht angenommen? Du kennst diese Gefühle. Jeder von uns kennt sie. Wo fühltest du dich getrieben, bedrängt? Überrascht?

Schreibe es auf. Ohne lange nachzudenken. Schimpfe, tobe, schreie, sei ungerecht, lagere aus. All das steckt in dir. All das sind deine Gedanken über Sex. Und zwar über *deinen*. Das ist der Sex, den du bisher erlebt hast. Dieser Sex hat dich bis hierher geführt. Schreibe auf, bei wem du vielleicht diesen außergewöhnlich tollen Sex erlebt hattest und es nicht verwinden konntest, dass du ihn nicht mehr haben konntest, weil die Beziehung sich aufgelöst hatte. Schreibe auf, wo du nicht verstehen wolltest, dass, obwohl der Sex so toll war, eine Beziehung nicht möglich war. Oder bei wem die Beziehung so toll war, aber die Sexualität nicht mithalten konnte. Überlege nicht lange. Schreibe alles auf, was dir zu jedem Namen, zu jedem Ort in den Sinn kommt. Wenn du einmal anfängst, wirst du dich vielleicht wundern, wie viel an Meinungen, Verletzungen und Vorwürfen du zu Papier bringst.

Also, fang an. Schreib auf, was immer dir zu welchem Namen, Ort oder Begebenheit einfällt.

Name	*Die wesentlichsten Eigenschaften*	*Die wesentlichsten sexuellen Eigenschaften*

Schau dir die Liste an. Das alles bringst du in den Sex mit hinein. Das alles blockiert dich oder schürt Erwartungen. Und da sie bisher so oft enttäuscht wurden, schürt es eben auch negative Erwartungen. Auch wenn du es augenscheinlich nicht willst, unbewusst steuerst du auf die Erfüllung dieser Erwartungen hin. Treffen sie ein, fühlst du dich in deinem Erleben bestätigt.
Untersuche auch, ob es einen Auslöser für Veränderungen in deinem Sexualverhalten gab. Gab es einen Punkt, wo du eine ganz gewisse Freude verloren hast? Vielleicht stellst du fest, dass du gewisse Dinge nicht magst, weil du sie mit negativen Erlebnissen belegt hast. Vielleicht würde dir dies mit der richtigen Person Spaß machen, aber aus Angst lässt du es nicht mehr zu.

Hol dir deine sexuelle Lebensfreude zurück

Schau dir die Wegstrecke deiner Beziehungen genau an. Schau dir die glücklichen Erfahrungen an und all die Verletzungen und Einschränkungen, die du erlebt hast. Wo hast du wesentliche Teile von dir aufgegeben? Dein Lachen, dein Strahlen, dein Glück, die unbeschwerte Freude, die Schmetterlinge im Bauch? Diese Gefühle sind Anteile von dir. Du hast es erlebt. Du besitzt diese Gefühle. Sie sind nicht weg. Sie wurden nur vergessen. Verbinde dich wieder mit ihnen. Kein Mensch der Welt kann dir etwas von deinem Glücksgefühl wegnehmen. Das kannst nur du selbst. Du selbst hast Teile deiner Persönlichkeit aufgegeben, um gewisse Dinge zu erreichen: eine feste Partnerschaft, Ruhe in deinem Gefühlschaos, Sicherheit etc.
Wir können die Zeit nicht zurückdrehen, aber wir können unseren weiteren Weg beeinflussen. Daher ist es so wichtig, sich wieder zu erinnern, wie es einmal war, als Teenager und Twen, als junger Mensch und in der ersten Partnerschaft. Heute trauen wir uns oft nicht mehr, solche intensiven Gefühle wie damals zu erwarten oder zuzulassen. Liebe scheint für uns also etwas zu sein, das weit zurückliegt und nicht mehr der heutigen Wirklichkeit entspricht. Die Wahrheit ist aber, dass erfüllende Sexualität nur möglich ist, wenn wir uns das

ganze Gefühlsspektrum erlauben. Gehe also langsam und behutsam die Spur deiner Liebe zurück und hole dir deine verlorenen Anteile wieder zurück. Wie du das machst? Indem du erkennst, was du jeweils aufgegeben hast. Denn du hast diese Gefühle vermutlich vollkommen umsonst aufgegeben. Deine späteren Partnerschaften haben trotzdem nicht gehalten, dein heutiges Liebesleben erfüllt dich nicht. Also kannst du dir die positiven Gefühle von damals genauso gut wieder zurückholen. Werde wieder frei und kraftvoll. Dann werden all diese Anteile deine Sexualität bereichern.

2

Guter Sex ist ... für jedes Paar etwas anderes

Sex und die kleinste gemeinsame Einheit

Erst wenn wir die Wege, die uns in die Krise geführt haben, kennen, finden wir auch wieder Wege hinaus. Wir wollen uns deshalb nun mit der Frage beschäftigen, warum der Sex innerhalb einer Partnerschaft so rapide nachlässt.
Wenn wir verliebt sind, wollen wir natürlich nur die Dinge betrachten, die uns noch näher zusammenführen. Die Sehnsucht nach Zusammengehörigkeit ist so groß, dass wir jeden Unterschied, jede Andersartigkeit des Partners nicht sehen wollen. Genau genommen macht sie uns Angst. Wir befürchten, dass alles, was anders ist, unweigerlich zur Trennung führen wird. Aus diesem Grund wird alles, was vom sexuellen Profil des Partners abweicht, von uns verborgen. Diese Angst, nicht angenommen zu werden, besitzt natürlich auch unser Partner. Auch er zeigt sich nicht ganz. Auch er will uns ja nicht verlieren. Auch er fürchtet sich vor Ablehnung und Zurückweisung. Auf diese Weise treffen zwei Menschen aufeinander, die sich selbst begrenzen und sich nicht zu ihrer wahren Sexualität bekennen.

Wir zeigen uns nicht in unserer tatsächlichen sexuellen Wirklichkeit.

Die wirklichen Sehnsüchte, Fantasien und Hoffnungen werden nicht geäußert. Wir schlagen sicherheitshalber nur die Form von Sexualität vor, von der wir glauben und hoffen, dass sie akzeptiert wird. Wir geben uns also nur mit Einschränkung zu erkennen, um uns nicht der Bedrohung einer Trennung auszusetzen. Das scheinbar Gute daran ist: Solange unser Partner dies ebenfalls so handhabt, müssen wir ihn nicht abweisen oder gar Teile von ihm negativ bewerten. Sie finden einfach nicht statt. Sie werden ausgeschlossen, indem man nicht darüber redet. Stattdessen werden die Gemeinsamkeiten betont und die Unterschiede bagatellisiert. Auf diese Weise bauen wir unser ganz eigenes Tabu auf.

Jede Partnerschaft hat ihre eigenen Tabus.

Das größte Tabu ist wohl die prinzipielle Erkenntnis, dass ein Paar immer aus zwei verschiedenen Individuen besteht. Mit ganz verschiedenen sexuellen Wünschen und Sehnsüchten. Obwohl daran nichts richtig oder falsch ist, wollen wir es nicht wahrhaben. Wir wollen, dass in allen Bereichen Gleichheit herrscht. Wir schränken uns lieber in unserer eigenen Sexualität ein, als uns der Gefahr auszusetzen verlassen zu werden. Dabei geschieht die Einschränkung auf sehr einseitige Weise. Beim Sex bestimmt immer der verhaltene, weniger mutige Partner was stattfinden darf. Immer der, der weniger will und zulassen kann, diktiert und reglementiert. Oft tut er das auf sehr subtile Weise. Ein verächtlicher Blick oder ein kleiner abwertender Halbsatz genügen manchmal bereits, damit der Partner nie wieder damit ankommt.

Ein Nein hat immer mehr Kraft als ein Ja

Es setzt sich also immer die Ablehnung durch. Übrig bleiben nur die wenigen gemeinsamen Übereinstimmungen. Die abgelehnten Teile unserer Persönlichkeit dürfen in der Beziehung nicht nur nicht stattfinden, sie werden sogar regelrecht tabuisiert. Es darf also nicht einmal mehr darüber gesprochen werden. Sie werden einfach als falsch, pervers oder triebhaft bewertet oder mit anderen negativen Attributen versehen. Dem Partner wird also signalisiert, »bis hierher und nicht weiter. Jeder weitere Schritt würde mich so sehr verletzen, dass ich dann emotional nicht bei dir bleiben kann.« Die Angst, die hier verbreitet wird, ist so tief greifend, dass sie nachhaltig, meist für den Rest der Beziehung wirkt. Man tut dies nicht aus Bösartigkeit oder Machtstreben. Sondern einzig und allein, um nicht an die eigenen Tabus und Ängste zu stoßen.

Um eigene Tabus nicht zu berühren bauen wir neue auf.

Ist man vielleicht in der Partnerschaft generell bereit, in so manchen Dingen Kompromisse zu schließen, so gibt man sich in seinem intimen Bereich kompromisslos. Was nicht gefällt, darf nicht stattfinden. Oft aber wissen wir gar nicht, was uns gefällt und was nicht. Oft grenzen wir bereits im Vorfeld Dinge aus, die wir nie näher betrachtet haben. Wir befürchten, unser Partner könnte Gefallen daran finden und wir nicht. Genau genommen beschränken wir uns in unserer Sexualität auf einen winzig kleinen Bereich und halten diese Begrenzung für das Maß aller Dinge.

Wir lassen uns nicht inspirieren, aus dem Versteck locken, wir sind nicht neugierig oder wollen Neues an uns selbst entdecken. Wir wollen das Leben, so wie wir es kennen, mit all den klar gesteckten Grenzen weiterführen und unser Partner hat sich in diesem Gebilde einzuordnen. Wir suchen keine Veränderung, keine Weiterentwicklung. Alles, was anders sein könnte, macht uns Angst. Jedem von uns geht es so. Jedem. Dir. Mir. Und natürlich auch unserem Partner.

Wenn aber nichts mehr gewagt werden darf, leben beide im sexuellen Defizit. Und da man sich nicht zur Gänze zeigt und auslebt, fühlt man sich auch nicht wirklich angenommen. Etwas fehlt. Ein Teil von uns findet nicht statt. Ein Teil von uns empfindet sich als nicht geliebt. Ein Teil von uns fühlt sich abgelehnt.

Unser Sex basiert auf Vermeiden, anstatt etwas zu wagen.

Es kommen keine neuen Elemente, keine neuen Varianten und schon gar keine Experimente mehr ins Spiel. Man verharrt in eingespielter Routine, die sich bald abnützt. Am Kern der eigenen sexuellen Wünsche geht sie meist weit vorbei und führt so rasch auch zur Lustlosigkeit. Auf diese Weise haben wir einen Sex, den alle Paare kennen. Er ist weder richtig gut noch richtig schlecht. Er ist einfach vorhanden. Unaufgeregt, alltäglich, routiniert. Wirkliche Nähe entsteht dabei nur noch selten. Kein Wunder, dass es irgendwann keine Freude mehr macht. Es ist einfach langweilig sich nicht selbst zu leben. Sich in seiner Männlichkeit oder Fraulichkeit nicht ausagieren zu dürfen. Beim Sex kommt es nämlich nicht nur zur Triebbefriedigung.

Beim Sex zeigt man sich gegenseitig sein sexuelles Profil.

Wir zeigen uns in unserer unbegrenzten Körperlichkeit, in unserer Wollust, unserer Zügellosigkeit, unserer Leidenschaft und in unserer Intimität. Aber wenn das eigene Profil nicht ankommt und wir es verstecken müssen, findet ein großer Teil unserer Persönlichkeit nicht mehr statt. Man fühlt sich mit der Zeit sehr einsam in der Partnerschaft.

Wie schnell die anfängliche Leidenschaft verfliegt, zeigt eine amerikanische Studie. Bereits zwei Jahre nach der Eheschließung haben 20 Prozent der verheirateten Paare nur noch zehnmal im Jahr Sex miteinander. Bei den Paaren ohne Trauschein liegt diese Quote nach zwei Jahren sogar bereits bei 40 Prozent.[2] Man hungert sich in der Beziehung regelrecht sexuell aus. Oft ist es dann auch so, dass, wenn kein Geschlechtsverkehr mehr stattfindet, man auch keine andere Form von sinnlicher Erfahrung mehr zulässt. Es wird kaum noch gekuschelt oder geknutscht. Streicheleinheiten erinnern einfach zu stark an die stillschweigenden Verletzungen. Gleichzeitig sind sie auch »gefährlich«, weil sie ganz leicht zum Sex führen könnten. Und den haben wir geistig in den Keller verbannt.

[2] Bericht aus der »Welt am Sonntag« vom 4. Sept. 2005
US- Psychologen Lisa und Robert Firestone

Gemeinsam einsam.

Zurück bleiben zwei Menschen, die einst so hoffnungsvoll begannen und nun längst kapituliert haben. Oft haben sie das Gefühl, im Leben etwas versäumt zu haben. Wir alle kennen diese Momente. An diesem Punkt resignieren viele. Man nimmt an der Partnerschaft nicht mehr wirklich teil. Mit der Zeit wird die Unzufriedenheit so groß, dass die Angst vor einer Trennung sinkt und man offen darüber nachzudenken beginnt, das lebenslange Glück mit einer anderen Person zu suchen.

Die Mutlosigkeit im Bett trifft uns zutiefst.

Denn natürlich wollen wir Tabus berühren, wir wollen Tabus auflösen und überschreiten. Und ja, wir wünschen uns einen Partner, der uns sanft an die eigenen Grenzen führt und aufgefangen von seiner Liebe, alle Schamhaftigkeit von uns nimmt. Aber um dies überhaupt zulassen zu können, sollten wir etwas Grundsätzliches verstanden haben.

Wie kommen wir aus diesem Kreislauf heraus?

Im Nachhinein etwas zu ändern erfordert nicht nur viel Mut. Man müsste sich auch selbst das langjährige Verleugnen seiner eigenen Sexualität eingestehen. Das ist nicht nur beschämend, man fühlt sich auch in tiefster Seele verletzt. Nach so vielen Jahren wieder darüber zu sprechen oder es erneut einzubringen, lässt einen mehr mit den Verletzungen in Kontakt kommen als mit sexuellen Gelüsten. Der stille Vorwurf, in seinem ganzen Wesen eingegrenzt worden zu sein, trennt. Wut, Empörung und Trauer kommen hoch. Man will es mit seinem eigenen Partner nicht mehr erleben. Zu viel ist passiert.
Vieles scheint mit dem eigenen Partner auch gar nicht mehr zu gehen. Man käme sich albern vor. Man schämt sich nicht nur solche

Wünsche zu haben, sondern erst recht sie seinem Partner zu offenbaren. Oft befürchtet man auch, dass die gezeigte Schwäche im Bett auch im Alltag ausgenutzt wird. Gerade dort, wo man sein Revier genau abgesteckt hat und um jeden Millimeter kämpft. Einem Fremden gegenüber sich völlig offen zu zeigen, anonym und schnell, scheint einfacher, als sich dem eigenen Partner in seinen verletzlichen Sehnsüchten zu offenbaren. Jeder Vorschlag von unserem Partner, der von einem neuen Liebhaber geäußert vielleicht auf höchste Erregung treffen würde, wird beim vertrauten Partner mit Abscheu oder schallendem Gelächter quittiert. Nicht weil unser Partner für unsere Wünsche weniger geeignet wäre, sondern weil das eingespielte Team sich genieren würde und lächerlich vorkäme, würde es die bekannte Spielwiese verlassen. Das begrenzende Muster ist so dicht gewoben, dass jeder Versuch auszubrechen enorme Kraftanstrengung benötigt. Dabei würde gerade die Offenheit die Nähe schaffen, die man so sehr vermisst. Aber man möchte vor dem Partner nicht so dastehen. Mit solch »merkwürdigen« sexuellen Wünschen. In Wirklichkeit behindert uns aber nicht unser Partner, sondern nur die Routine, in der beide gefangen sind.
Eigentlich gibt es nur eine Frage, die man sich stellen sollte. Will man die Partnerschaft aufrechterhalten, wie sie ist, will man also noch viele Jahre so weiterleben oder den Versuch wagen sie neu zu beleben?

Das Wichtigste ist zu erkennen,
dass wir in der Falle
von selbst gebauten Tabus stecken.

Erst wenn wir erkennen, dass es auch bei uns so ist, finden wir den Mut unsere sexuellen Wünsche offen zu legen. Und mindestens genauso viel Mut gehört dazu, sich den sexuellen Wünschen des Partners zu stellen. Liegen doch gerade dort unsere größten Ängste. Was, wenn mein Partner sich etwas wünscht, das ich nicht leisten kann. Das ich vielleicht sogar verurteile. Oder verabscheue. Der Wahrheit ins Auge zu schauen macht Angst. Und die Wahrheit lautet:

Jeder sexuelle Wunsch, jede Fantasie, ist weder gut noch schlecht, weder richtig noch falsch. Sie müssen auch nicht immer sofort oder alle in die Tat umgesetzt werden. Aber alleine das Mitteilen bringt enorme Entlastung. Auf diese Weise bringen wir einen Teil von uns wieder in die Partnerschaft. Wir nehmen wieder teil. Nicht immer ist dies leicht. Schließlich führte gerade die Ablehnung so mancher unserer sexuellen Wünsche und Anteile in die emotionale Isolation. Doch indem wir sie annehmen und artikulieren, geben wir der Liebe von einst neue Impulse. Auch auf die Gefahr hin, dass der Partner mit Entrüstung oder Verärgerung reagiert. Und natürlich kommen wir immer wieder zum Ausgangspunkt unserer Angst zurück. Wieder begegnen wir unserer Furcht, verlassen zu werden. Aber wir haben einen Vorteil. Wir kennen nun den Ausgang, wenn wir es nicht tun. Und wenn wir trotz unserer sexuellen Unzufriedenheit, trotz unserer nicht gelebten Anteile in der Beziehung geblieben sind, zeigt uns dies doch, dass es unzählige Dinge gibt, die uns mit unserem Partner verbinden. Und zwar so sehr, dass wir es sogar in Kauf genommen haben, Teile von uns selbst zu verleugnen.
Wenn unsere Partnerschaft all dies überlebt hat, wie groß müsste dann die Bindung sein, wenn wir wieder aktiv an ihr teilnehmen könnten. Natürlich wird es anfangs nicht ganz leicht. Wir wissen das. Wir spüren das. Denn wollen wir wirklich Veränderungen in unserer Sexualität, begeben wir uns auf risikoreiches Gebiet. Die bisherigen stillschweigenden Vereinbarungen gelten nicht mehr. Vor allem aber gilt das vereinbarte Stillschweigen nicht mehr. Das rüttelt jede Partnerschaft gehörig durch, die es sich in vertrauter Unzufriedenheit gemütlich gemacht hat. Deswegen sollten wir mit kleinen Schritten beginnen. Kleine Schritte haben uns dahin geführt, wo wir uns heute befinden. Kleine Schritte führen uns wieder hinaus.

3

Vier Wahrheiten zum besseren Sex

Ich bin anders als du

Das ist wohl die schwerste Erkenntnis eines Paares. Gleichzeitig ist sie wohl die wichtigste.

Ein Paar sind zwei Individuen
auf der Suche nach Gemeinsamkeiten.

Haben sie genügend davon gefunden, betrachten sie ihre Zusammengehörigkeit für gesichert. Sie gehören zusammen. Bis zu dem Moment, wo einer wieder Dinge tun möchte, die auch außerhalb der Partnerschaft liegen, einem Hobby nachgehen oder Freunde treffen, zum Beispiel.

Glück in der Liebe
gibt es auf Dauer nur in dem Gefühl von Freiheit.

Solange wir ausschließlich die Gemeinsamkeiten als Paar herausstellen, werden wir das Glück nicht finden, weil wir unsere individuelle Persönlichkeit leugnen. Dies ist erst recht im Bett so. Gerade unter dem Zwang uns als Paar zu sehen, ohne uns selbst als eigenständigen Teil zu betrachten, verleugnen wir einen großen Teil unserer Sexualität. Dies führt früher oder später dazu, dass wir von einem neuen, anderen Partner, der uns fremd ist und unserer wahren Sexualität entspricht, träumen. Dieser Traum macht Angst und erzeugt Schuldgefühle, da wir die Partnerschaft natürlich nicht aufkündigen wollen.

Sobald aber beide erkennen, dass sie zwei verschiedene Individuen sind, mit verschiedenen Bedürfnissen, begegnen sie einander als Partner immer wieder neu. Keiner muss sich anpassen oder dem anderen angleichen. Jeder akzeptiert die Andersartigkeit seines Partners und liebt ihn nicht nur dennoch, sondern gerade deswegen. Erst wenn wir uns dazu bekennen, dass zwei Menschen auch verschiedene Sehnsüchte und Vorstellungen von den Abenteuern im Bett haben, können wir wieder wirklich zueinander finden, weil wir uns selbst nicht mehr unterdrücken müssen.

Wir haben verschiedene sexuelle Wünsche. Was ist daran so schlimm? Wir sind anders als unser Partner. Was ist daran so ungewöhnlich? Wir sind eigenständig. Was ist daran so beängstigend? Wir haben bisher ohne unseren jetzigen Partner überlebt und wir werden auch danach ohne ihn leben können. Aber wir haben uns entschieden. Wir wollen mit unserem Partner zusammenbleiben. Individuell und frei. Diese Entscheidung ist erwachsen gefallen und nicht in kindlicher Abhängigkeit.

Wenn wir uns zeigen, wie wir wirklich denken und fühlen und von welchen Wünschen wir im Bett eigentlich träumen, bedeutet dies noch lange nicht eine Forderung an den Partner sie auch umzusetzen. Es bedeutet in erster Linie den Wunsch an den Partner, so gesehen zu werden, wie man wirklich ist. »Und wenn wir alt sind oder einer von uns tot oder wenn wir getrennt sind und längst bei anderen Partnern, möchte ich, dass du mich wirklich gekannt hast.«

Erst wenn jeder von uns die Angst überwindet und wir uns beide in unserer Individualität zeigen, entsteht Nähe. Wir verleugnen unsere Eigenart nicht mehr. Wir bleiben individuell. Wir gehen nicht in Angepasstheit unter. Wir stellen nicht die Beziehung an erste Stelle, für die wir unsere Persönlichkeit aufgeben, sondern wir stellen uns an erste Stelle und bringen unsere ganze Persönlichkeit in die Beziehung ein. Der Unterschied liegt darin, dass wir uns im einen Fall selber in der Beziehung verlieren, bis wir nicht mehr wissen, wer wir ursprünglich einmal waren. Unser Motto heißt dann: Ich werde zu dem Mann, den meine Frau gerne möchte, ich werde zu der Frau, die mein Mann gerne möchte. Im anderen Fall dagegen bleiben wir uns selbst treu, ohne die Partnerschaft zu vernachlässigen. Wir bleiben als Partner interessant. Und unser Partner hat die Chance, ebenfalls seine ihm eigene Selbstständigkeit zu behalten und weiter zu entwickeln. Die Partnerschaft stagniert nicht. Es gibt Entwicklung. Sie bleibt lebendig.

Erkennen wir die Andersartigkeit des Partners an, so geben wir ihm die Freiheit sich selbst zu leben. Interessanterweise holen wir uns auf diesem Wege die Liebe zurück, weil der Partner wieder spannend für uns wird. Wollen wir nicht alle eine lebendige Beziehung haben? Wenn wir uns wieder gegenseitig in unserer Selbstständigkeit akzeptieren, können wir befreit zu Bett gehen und befreit wieder aufstehen. Wir sind frei. Unser Partner ist frei. Wir brauchen nichts mehr zu verheimlichen, müssen unsere Eigenart nicht mehr unterdrücken. Wir dürfen uns zu dem bekennen, was wir sind. Eine eigenständige Person mit einer eigenständigen Sexualität. Und die ist weder gut noch schlecht, sondern nur in vielen Teilen anders als die unseres Partners.

Ich nehme mich wieder als Frau wahr,
ich nehme mich wieder als Mann wahr,
unabhängig davon, wie die Reaktion meines Partners ist.

Vor allem wenn man die erfolglosen Versuche aufgibt, den Partner zu gewissen Handlungen zu bringen – nicht weil man den Partner sexuell sowieso nicht mehr erreichen kann, sondern weil man ihn als eigenständigen Menschen mit anderen sexuellen Wünschen respektiert –, darf man sich auch selbst als eigenständig anerkennen und zeigen. Plötzlich verändert sich das ganze Gefüge. Die auf Zurückweisung und Verletzungen ausgerichteten Verhaltensmuster verlieren ihre Kraft. Man wird wieder sexuell selbstständig. Man verliert die Abhängigkeit von Lob und Tadel. Wenn unser Partner uns nicht mehr begehrt, ist das sein Problem, nicht unseres. Das Abwerten des Partners zielt meist nur darauf ab, ihn im Bett fern zu halten. Und das nur, weil man dort die Andersartigkeit nicht akzeptieren möchte. Ein Paar, das sexuell zufrieden und ausgeglichen ist, wird sich niemals gegenseitig zerstören. Beide spüren die Liebe zueinander und können gleichzeitig die Andersartigkeit des Partners zulassen.

Wir sind zwei Liebende mit verschiedenen Vorlieben.

Einige davon überschneiden sich. Andere Vorlieben finden vielleicht nicht statt. Vielleicht finden sie nie statt. Vielleicht aber auch morgen schon. Wenn sie nicht stattfinden, was haben wir dann mit unserer Ehrlichkeit gewonnen? Wir bringen unsere Sexualität dennoch ins Bett. Wir bleiben uns treu. Wir tun mit unserem Partner das, was wir ebenfalls gerne mögen. Mit unserem Partner auf die von beiden bevorzugte Art Sex zu haben macht schließlich Spaß. Aber beide wissen, es gäbe noch andere Möglichkeiten, die auch erlaubt wären, wenn beide diese Vorliebe teilen würden.
Vielleicht haben wir ja doch mehr Gemeinsamkeiten, die wir nur nicht geäußert haben. Wie man davon anonym und gefahrlos erfährt und die neuen Gemeinsamkeiten ins eigene Bett bringen kann, davon später mehr im großen Partnerschafts-Sex-Test.
Allein durch das Bewusstsein, dass wir zwei verschiedene Individuen sind, die sich lieben und zusammenleben wollen, verändert sich der Umgang mit unserem Sex komplett. Wir drehen uns nicht stumm und verletzt zur Seite und schlafen einsam ein. Wir werden angenommen als das, was wir sind. Wunderbare Menschen mit einer ganz eigenen Geschichte und Entwicklung. Unser Partner ist ein ebenso wundervoller Mensch mit seiner ganz eigenen Geschichte und Entwicklung. Wir haben jeder von uns ein eigenes Profil. Wir können uns endlich wieder ansehen und fragen, wer bist du eigentlich?

Harmonie im Bett ist der beste Garant für Langeweile

Zuerst sollten wir uns davon verabschieden, dass stete Harmonie guten Sex erzeugt. Harmonie ist angenehm und entspannend, weich und fließend und im Alltagsleben eine wundervolle Sache. Aber Entwicklung gibt es meist nur durch verschiedene Meinungen, durch das

Annehmen und Akzeptieren von Anderem und Neuem. Liebt man sich und ist man sich vertraut und nah, kann gerade auch ein Streit unglaublich viel für die Partnerschaft bewirken. Man verändert sich, die Partnerschaft verändert sich, es gibt Entwicklung. Die Beziehung lebt. Immer nur Harmonie dagegen führt früher oder später zum Stillstand der Beziehung. Vor allem im Bett ist Harmonie auf Dauer der Garant für Langeweile.

Sex lebt von der Spannung, nicht von der Harmonie.

Vertrauen ist die Grundvoraussetzung sich einzulassen, ewiges Harmoniestreben die Sackgasse. Will man nur noch harmonisch mit seinem Partner im Bett zusammensein, so traut man sich nichts Überraschendes mehr zu machen. Es könnte ja die Harmonie zerstören. Weichgespült und angepasst findet nichts prickelnd Neues mehr statt. Aber im Bett geht es um Gegensätze, um zwei verschiedene Geschlechter, um Macht und Anerkennung, um Hingabe und Unterwerfung, um Nähe und Distanz, um männlich und weiblich, um Zulassen und Verhindern, um Scham und Schamlosigkeit, um Grenzen und Tabus und natürlich um das Rütteln an Tabus. Der Orgasmus lebt von der körperlichen Spannung, nicht von der Entspannung. Nichts anderes ist kitzeln, eine Kissenschlacht, raufen, überwältigen, dominieren und – gefällt von der eigenen Lust – nachgeben und zulassen. Der ewig liebevolle Gleichklang dagegen führt irgendwann zur Eintönigkeit. Es gibt keine Gegensätze mehr, die sich verbinden könnten. Man ist bereits verbunden. Man kennt sich in- und auswendig. Erwartetes wird artig abgeliefert. Und weil dies eben nicht mehr so aufregend ist, der Partner aber dennoch Lust erwartet, spielt man sich gegenseitig Lust vor. 90 Prozent der Frauen[3] haben schon einmal ihren Orgasmus vorgetäuscht oder tun dies sogar regelmäßig. Und Männer lassen die Frauen in dem Glauben, mit der Liebesfähigkeit ihrer Partnerinnen zufrieden zu sein. In Wirklichkeit finden es beide ab einem gewissen Punkt langweilig.

[3] Studie der Berliner Charité

Aber was ist mit der Leidenschaft? Harmonie und Leidenschaft vertragen sich eben nicht wirklich gut. Das sagt nichts über das grundlegende Verhältnis zum Partner aus, nichts über die tiefe Liebe, die man zu ihm empfindet. Man kann tief mit ihm verbunden sein und dennoch zu sich und seiner Eigenart stehen. Man kann lieben, ohne seinen eigenen Standpunkt zu verlassen. Manchmal zeigt sich gerade darin die Liebe: nicht aufzugeben, nicht nachzulassen, sondern sich weiterhin einzubringen. Es gibt kein größeres Geschenk für den Partner, als in der Partnerschaft auch selber stattzufinden, mit all seinen Eigenheiten und Wünschen. Ja, wir lieben unseren Partner und gerade deshalb wollen wir werden, wie wir wirklich sind.
Nichts gegen Kuschelsex, gegen Zärtlichkeit und Löffelchen. Aber gibt es in unserem Leben nur Kuscheln, langweilen wir uns bald zu Tode. Wir wollen uns austoben. Wir wollen lebendig sein. Wie im Leben, das auch nur dann spannend ist, wenn wir Neues zulassen, hält nur der erotische Fortschritt unseren Sex am Leben. Nur wenn es Entwicklung gibt, haben wir auf Dauer Spaß am Sex. Entwicklung bedeutet aber Unsicherheit. Wir wissen nicht, wohin die Entwicklung uns führen wird. Wir verlassen die Berechenbarkeit des bisherigen Alltagssex. Leidenschaft hat also einen hohen Preis. Wir bezahlen sie mit Unsicherheit. Und natürlich entsteht immer dann größte Unsicherheit, wenn einer von beiden plötzlich einen sexuellen Wunsch äußert. In einer guten Partnerschaft gilt es also auch Spannungen auszuhalten und nicht gleich zurückzurudern, nicht es sofort als Missverständnis hinzustellen. Nein, es ist kein Missverständnis. Der Partner soll dich so sehen, wie du auch noch bist. Reicher, vielfältiger und fordernder. Jetzt bitte nicht gleich harmoniesüchtig alles wieder zurücknehmen. Es gibt eben Unterschiede zwischen den Partnern. Und ja, Unterschiede erzeugen Unsicherheit. Aber Unsicherheit erzeugt Spannung. Und genau darin liegt die Herausforderung. Soll unsere Beziehung nicht spannend sein? Spannungsgeladener Sex jedenfalls verspricht heiß, wild, neu und aufregend zu sein. Ist es nicht das, was wir wollen? Natürlich gibt es Zweifel, Angst, Unsicherheit, Hoffen und Bangen und die Sorge Falsches zu tun, sich zu weit vorzuwagen. Aber letztendlich sind es immer nur die erotischen Spannungen, die sexuelles Begehren schaffen.

Erotik entwickelt sich dort, wo wir nicht nur das Erwartete zulassen, sondern gerade das Neue und Unbekannte herausfordern. Wenn wir bereit sind im Partner auch das Beunruhigende, vielleicht auch das »Verbotene« wahrzunehmen und uns darauf einlassen, sind wir vermutlich aus unserer sicheren Ruhe herausgeworfen, doch guter Sex findet nur dann statt, wenn wir auch bereit sind erotische Risiken einzugehen. Natürlich gehört Mut dazu, die Lust des Partners herauszufordern. Vor allem wenn die Partnerschaft angenehm und bequem fließend dahinplätschert. Will man aber weiterhin ein aufregendes Liebesleben haben, gilt es eben auch unbequem zu sein und den schützenden Rahmen der Harmonie von Zeit zu Zeit zu sprengen.

Die Lust kommt mit dem Sex – und nicht vorher

Viele glauben, Sex könne man nicht planen. Die Liebe und die Lust sollen uns einfach anspringen. Plötzlich und überraschend. Viele glauben, es müsste einfach so geschehen. Besonders wenn es richtig guter Sex sein soll, müsste er ganz spontan entstehen. Aus dem Moment heraus, ein Blick, eine Geste – und wir schmelzen dahin.

Dabei träumen wir von alten Zeiten, vom hitzigen Beginn der Partnerschaft und sehnen uns nach diesem Gefühl zurück, als es uns wie aus heiterem Himmel erwischt hat. Wir vergessen dabei aber nur zu gerne, wie viel Zeit und Interesse wir damals in das Projekt Liebe gesteckt haben. Die Lust ist damals nicht so einfach von selber entstanden. Wir haben darauf hingearbeitet. Mit all unseren Sinnen. Wir haben unserem Partner gezeigt, wie begehrenswert wir ihn finden. Wir haben mit ihm geflirtet und ihn gereizt, damit seine Sinne für uns wach blieben. Wir haben uns gegenseitig in erwartungsvolle Spannung gebracht und natürlich auch dort gehalten. Wir haben uns auf den Sex mit dem Partner gefreut, ihm regelrecht entgegengefiebert. Es gab verliebte Anrufe, kleine Nachrichten, Geschenke, Überraschungen und frivole Hinweise. Wir haben also in punkto Sex unglaublich viel investiert. Wir haben uns intensiv damit beschäftigt.

Eigentlich waren wir ständig leicht erregt. Die Lust, die sich damals einstellte, haben wir uns also hart erarbeitet. Wir waren mit Körper, Gefühl und Denken voll bei der Sache. Wir wollten das Objekt unserer Begierde gewinnen und nie wieder loslassen. Wir haben etwas für die Lust getan.

Heute bringen wir nicht einmal das kleinste Fünkchen an Energie von damals auf. Wir arbeiten bis zur Erschöpfung und gehen in Karriere und Beruf auf. Dabei investieren wir in unsere Beziehung nur noch ein Minimum an Anerkennung und Zeit und kritisieren gleichzeitig den Mangel an sinnlichen Stunden. Aber Lust kommt nicht von selbst. Lust benötigt Anregung, damit sie sich entwickelt. Lust entsteht, wenn sie stimuliert wird. Also müssen wir uns stimulieren, um Lust zu bekommen. Und wodurch werden wir stimuliert? Durch die Beschäftigung mit Sex.

Die Lust kommt *nicht vor* dem Sex. Die Lust kommt *mit* der sexuellen Betätigung. Das ist wie mit dem morgendlichen Joggen um fünf in der Früh. Wer hat schon Lust darauf? Aber währenddessen und danach fühlen wir uns so gut, dass wir es wieder tun wollen. Wir haben »Lust« darauf bekommen. Genauso ist es beim Sex. Auf Sex bekommt man nur wieder Lust, wenn man es macht. Und nicht umgekehrt.

**Wir haben nicht Sex, weil wir Lust haben,
sondern wir haben Lust, weil wir Sex haben.**

Die Forderung: »Sex soll spontan sein«, ist jedenfalls das größte Hindernis in Partnerschaften. Genau genommen ist es das beste Mittel, Sex aus der Beziehung für immer auszuklammern. Wenn wir auf spontanen Sex warten, werden wir mit Sicherheit in einer langjährigen Beziehung keinen Sex mehr haben. Weil die Eigenschaften der jungen frischen Liebe von damals sich nicht darauf übertragen lassen. Eine Beziehung ist nicht so organisiert, dass Raum für spontane Dinge übrig bleibt. Erst recht nicht für Sex. Also müssen wir Räume für Spontaneität schaffen.

Da hilft auch kein Träumen von den alten Zeiten. In einer gefestigten Beziehung lässt die Erotik eben nach. Wir haben uns an den Partner längst gewöhnt und finden die ewig gleichen Rituale mit ihm nicht mehr wirklich spannend. Kein Wunder, wenn wir heute schon wissen, wo und wie wir in vierzehn Tagen wieder die gleichen Hände spüren werden, die gleichen Griffe, in der erwarteten Reihenfolge und der bequem gewohnten Lieblingsstellung, dann ist Sex eben nicht mehr so spannend, dass man es unbedingt ewig wiederholen müsste. Natürlich wünschen wir uns dann ein anderes, unbekanntes Drehbuch. Aber das müssen wir uns eben wieder schaffen.

Erotik ist eine Frage der Entscheidung

Nichts für seine Erotik zu unternehmen ist übrigens ebenfalls eine ziemlich klare Entscheidung. Wir fällen jeden Tag diese Entscheidung neu. Wir fällen sie für uns oder gegen uns. Wenn man dann Jahre später enttäuscht feststellen sollte, dass der Partner nichts mehr wagt und kein Interesse mehr hat, sollte man sich immer vor Augen halten, dass man selber auch nichts unternommen hat, um den Sex lebendig zu halten.

Man hat die Schmetterlinge selbst verscheucht.

Sinnlichkeit will gepflegt werden. Sie braucht Zeit und Einladungen. Sie braucht Inszenierungen, Ideen und neue Situationen. Um den ewig gleichen Akt aufregend zu gestalten, bedarf es also einer gewissen Dramaturgie, der Veränderungen sowie ungewohnter Steigerungen und neuer Perspektiven. Sich über den Mangel an Sex zu beklagen, schiebt einen nur in die Opferhaltung, verbessern wird sich dadurch nichts. Wir müssen einfach die Lust wieder finden. Und die findet sich im Tun.
Gerade dann, wenn die Verliebtheitsphase nachlässt, gilt es dranzubleiben und sich die körperliche Liebe zu erhalten. Das geht nicht von alleine. Wenn wir nicht daran arbeiten, werden wir wahrscheinlich nie wieder richtig guten Sex haben. Was für eine Perspektive.

Frag mal deinen Partner, ob er mit dieser Perspektive zufrieden ist. Wenn man dem Partner jedenfalls nicht zeigt, was man gerne mit ihm erleben möchte, schiebt man ihm indirekt die Verantwortung für das Gelingen im Bett zu. Tun dies beide, gibt es niemanden im Bett, der Verantwortung dafür übernehmen möchte.

Wenn im Bett niemand die Initiative ergreift, findet dort auch nichts statt.

Übrigens ist es nicht der Partner, der zurzeit dranbleiben sollte, sondern du. Warum? Weil du das Buch liest, also nach Lösungen suchst. Manchmal ist ein Neuanfang leichter als man denkt. Wie man das macht, damit könnte man Bände füllen. Deswegen nur stellvertretend drei gute Möglichkeiten.

1. Den Alltag wieder erotisieren

Mittel und Wege gibt es genug. Handy, E-Mails, Zettelchen, alles eignet sich dazu, den Alltag zu erotisieren. Am Anfang der Beziehung hat man das schließlich auch gemacht. Man hat seinem Begehren und seiner Lust Ausdruck verliehen. Mit zarten Worten, mit sanften Umschreibungen oder auch ganz direkt haben wir unserem Partner zu verstehen gegeben, dass wir es kaum erwarten können, ihn beim nächsten Treffen zu entkleiden. Warum nicht auch heute wieder?

2. Regelmäßig Auszeiten planen

Wer keine Zeit alleine als Paar verbringt, hat es schwer die Partnerschaft spannend zu halten. Zeit füreinander zu haben bedeutet, Interesse zu zeigen. Eine einsame Berghütte, ein kleines Hotel oder die Wellnessoase, eine Fahrradtour, gemeinsam zelten oder ein Kanuwochenende. Alles, was uns aus dem Alltagstrott rausführt, ist gut. Wenn wir es schaffen die täglichen Sorgen hinter uns zu lassen, kann sich an einem Lagerfeuer, vor dem knisternden Kamin oder am stillen Bergsee wieder ungewohnt überraschende Sinnlichkeit einstellen.

3. Gemeinsame Abenteuer bringen uns einander nah

Was für Manager gut ist, kann für die Partnerschaft nicht falsch sein. Vor allem für eine eingeschlafene oder in kritischer Lage befindliche Beziehung. Das beste Mittel die Liebe wieder zu finden ist: raus aus der Langeweile, der ewig gleichen Streitspirale und den Schuldzuweisungen. Gemeinsame Abenteuer schweißen wieder zusammen. Extremsituationen gemeinsam gemeistert, machen Mut, so lächerliche Hindernisse wie die alltäglichen Probleme zu überwinden.

Will man in einer Firma ein Gruppengefühl erzeugen und die Mitarbeiter dazu bringen am gleichen Strang zu ziehen, schickt man sie auf ein Erlebniswochenende. Dort muss man gemeinsam Mutproben überstehen. Gegen die Höhenangst kämpfen oder auf abenteuerliche Weise sein Essen selbst erjagen.

Warum nicht einmal eine Mutprobe für die Liebe wagen? Paare, die solch ein Abenteuerwochenende verbracht haben, berichten, dass sie sich danach wieder wesentlich mehr als Einheit empfanden. Sex war nur noch das krönende i-Tüpfelchen und bei den meisten vollkommen neu erwacht.

Was immer man machen möchte, es hat wenig Sinn, über das mangelnde sexuelle Interesse zu klagen. Willst du wieder mehr Sex haben, musst du etwas dafür tun. Die Lust kommt eben nicht von alleine. Doch sie kann durchaus bei dir alleine beginnen.

4

Liebe dich selbst

Rendezvous mit sich selbst

Es gibt etwas, das wir alle tun. Jeder von uns. Es ist so natürlich und nahe liegend und bringt gleichzeitig so viel Freude, dass man sich wundern muss, dass gerade diese intime Handlung am meisten tabuisiert wird. Obwohl sie niemandem schadet, niemanden ins Unrecht setzt oder übervorteilt, verursacht sie noch immer die größten Schuldgefühle. Sie ist die sicherste Form von Sex, ein wunderbares Mittel, wenn man gerade keinen Partner hat oder der Partner unterwegs ist. Sie ist eine fabelhafte Möglichkeit, um Entfernungen zu überwinden, zum Beispiel am Telefon, und sie hilft uns unseren Körper kennen zu lernen. Dennoch ist sie so geheim, dass sie, falls überhaupt, nur im Verborgenen stattfinden darf – das gebietet ein seltsamer Moralkodex.

Sich selbst zum Zentrum der Lust machen – warum auch nicht?

Im Internet werden jährlich Milliarden umgesetzt, weil Männer und Frauen es vor dem Bildschirm tun. Im Musical »Avenue Q« ist es der größte Lacher, wenn eine Frau entrüstet behauptet, niemand würde sich im Internet Pornobilder ansehen. Der Mann dreht sich mit fragendem Blick zum Publikum. Alle im Zuschauerraum fühlen sich ertappt und alle lachen.

Wir geben uns aufgeklärt
und sind im Innersten noch immer verklemmt.

Warum sind wir so angstbesetzt, wenn es um das lustvolle Spiel mit sich selbst geht? Warum gilt gerade das als das größte Tabu? Fast jeder Mann und jede Frau tun es. Trotzdem ist die Lust am eigenen Körper mit einer seltsamen Scham belegt. Wir schämen uns sogar so sehr darüber, dass wir diese Tätigkeit nicht einmal unserem geliebten Partner mitteilen. Laut einer Umfrage für das Magazin Glamour legen sogar 61 Prozent der Männer, die in einer festen Partnerschaft leben, regelmäßig Hand an sich. Ohne dass ihr Partner etwas davon weiß. Frauen stehen dem übrigens in keiner Weise nach. Trotzdem wäre es fast allen extrem peinlich, beim Masturbieren erwischt zu werden. Den Partner gar dabei zusehen zu lassen scheint für viele vollkommen undenkbar.
Wie sehr das Thema Masturbation gerade in festen Beziehungen tabuisiert wird zeigt eine Studie über das Sexualverhalten der Briten (»The National Survey of Sexual Attitudes and Lifestyle«, Penguin). Die Forscher entschuldigten sich dafür, dass sie keine Ergebnisse über die Selbstbefriedung bei Verheirateten vorlegen konnten, da die befragten Paare sich schlichtweg geweigert hatten, auf das »unschöne« Thema einzugehen.
Warum fühlen wir uns so schuldig, wenn wir uns selbst verwöhnen?

Getrimmt auf Scham und Schande

Jahrhundertelang wurde uns weisgemacht, dass beim Onanieren das Rückenmark ausläuft, dass man Sehstörungen bekommt und sich nicht mehr konzentrieren kann. (Und auch, dass es jeder einer Frau ansieht, wenn sie öfter onaniert.) Obwohl heute Wissenschaftler in der Sexualtherapie die Masturbation sogar empfehlen und um die positiven Wirkungen wissen, steckt die eingeimpfte Angst vor Rückenmarksschwund, Epilepsie, Wahnsinn und vorzeitigem Altern noch immer tief in uns. Vor allem das Verteufeln seitens der Kirche

als »Sünde wider die Natur« ist die Hauptursache für dieses Tabu. Wir spüren es als Scham. Wir glauben noch heute abwertend, wer onaniert hat wohl keinen Partner erwischt, ist also ein Versager oder aber extrem sexsüchtig. Wenn wir es tun, heimlich und alleine, haben wir oft das Gefühl etwas gemacht zu haben, was nicht richtig ist. Wir haben noch immer das Gefühl einem krankhaften Zwang nachzugeben. Oft fürchten wir, unserem Partner etwas vorzuenthalten.
Die Kirche hat also ganze Arbeit geleistet. Letztendlich ging es dabei immer nur darum, die Kontrolle über uns zu bekommen. Und das konnte man am besten, wenn man uns eines unserer Grundbedürfnisse wegnahm. Sich selbst zu befriedigen galt plötzlich als Todsünde. Auch wenn wir jetzt vielleicht über die Vergangenheit lächeln, spüren wir dieses Verbot noch heute in uns. Und zwar als ein Tabu, das wir uns selbst auferlegen.

Noch immer steckt in uns das Tabu der Jahrhunderte.

Schon als Kind wurde uns gesagt, dass die Hände über die Bettdecke gehören. Wenn man uns fragte, ob wir uns »da unten« angefasst hätten, verneinten wir ängstlich. Schon damals lernten wir in Verbindung mit unserer Sexualität zu lügen. Wir wurden regelrecht dazu trainiert, die Bedürfnisse unseres Körpers entweder zu ignorieren, zu bekämpfen oder Halbwahrheiten zu erfinden. Man gab uns das Gefühl, dass bestimmte Teile des Körpers verboten und verwerflich seien. Sich selbst zu berühren, sich zu streicheln, den eigenen Körper zu erforschen und sich zum Orgasmus zu bringen war also etwas tief Beschämendes.

Frauen belastet ein viel größeres Tabu

Was für ein Tabu es vor allem für die Frauen noch immer ist, zeigt eine Untersuchung der Berliner Charité. Obwohl man inzwischen weiß, dass fast jeder masturbiert, machten 18 Prozent der Frauen bei den Fragen danach keine Angaben, obwohl der Fragebogen völlig anonym war und sie die übrigen Fragen ziemlich freizügig beantwortet hatten. Noch immer ist für einen großen Teil der Frauen Masturbation ein größeres Tabuthema als für Männer. Frauen sind in diesem Punkt nicht von vorneherein verklemmter, aber in der Kindheit werden bei Mädchen die Geschlechtsorgane noch immer stärker tabuisiert. Noch heute ist in vielen Ländern die Lust der Frau nicht erwünscht. Noch immer gibt es in vielen Teilen der Erde die Beschneidung, also Verstümmelung des weiblichen Geschlechtsorgans, wobei hauptsächlich die Klitoris zerstört wird. Warum wohl? Sich schön und weiblich oder gar sinnlich zu finden, ist in vielen Teilen der Welt auch heute noch eine Sünde. Noch immer gibt es die von einer Männerwelt vorgeschriebene Verschleierung. Viele dieser Tabus sind auch bei uns in der westlichen Welt noch gar nicht so lange aufgehoben. Sie sind noch immer Teil unserer Geschichte. Wenn Frauen zum Beispiel Lust empfinden oder gar einfordern, gelten sie schnell als Schlampe, Vamp, als verrucht oder männermordend. Männer dagegen gewinnen durch solch eine Haltung an Ansehen und werden als großartige Lover gehandelt.

Noch heute machen Frauen, die sich mit sich selbst vergnügen, den Männern offensichtlich Angst. Zum einen befürchten sie, solchen Frauen nicht zu genügen. Zum anderen aber wird die Frau durch diese Handlung autonom. Wenn sie sich selbst Lust verschaffen kann, wozu braucht sie dann noch einen Mann? Nur wenige Männer möchten einer Frau so viel Selbstbestimmung zugestehen. Obwohl Frauen sich inzwischen sexuell wesentlich freier fühlen, haben sie noch immer deutlich mehr Grund ihr Tun zu verheimlichen.

Es gibt übrigens noch einen weiteren Grund, der natürlich auf beide zutrifft, aber dennoch in einem viel stärkeren Maß auf die Frau. Würde sie ihrem Partner mitteilen, dass sie sich manchmal auch selbst zum Höhepunkt bringt, wäre dies für ihn ein Hinweis, ab sofort häufiger Sex mit ihr zu haben.

Masturbation ist kein Ersatz für gemeinsamen Sex oder gar ein Hinweis auf den Wunsch nach mehr Geschlechtsverkehr.

Doch generell ist wohl jeder von uns erst einmal unangenehm berührt, wenn er weiß, dass der eigene Partner öfters Hand an sich legt. Wir fühlen uns schuldig und glauben, wir würden nicht genügen. Auch wenn wir inzwischen wissen, dass Selbstbefriedigung nichts über den Mangel oder Reichtum der gemeinsamen Sexualität aussagt, glauben wir, der Partner würde sich nach etwas anderem sehnen. Nach etwas, was wir nicht bieten können. Das ist aber nicht die Wahrheit. Selbst bei einem überaus befriedigenden Sexleben macht es Spaß sich selbst zu verwöhnen. Was ist daran auch so schlimm? Ganz einfach, es gibt noch einen zweiten sehr wesentlichen Aspekt, der bei der Masturbation zum Tragen kommt.

Masturbieren geht am einfachsten mit Fantasien.

Mit dem Erschaffen von sinnlichen Gedanken kommt die Erregung ziemlich leicht zustande. Natürlich kreisen diese Gedanken hauptsächlich um das, was wir nicht erleben. Natürlich finden wir Lust an dem, was wir in unserem normalen Sexleben verdrängen müssen. Was in unserem Kopf vorgeht, wenn die Hand uns Lust verschafft, darf keiner wissen. Es sind vielleicht Geschichten aus der Kindheit, es sind Bilder einer verbotenen Welt, Bilder unserer intimsten Psyche, nicht gesellschaftsfähig, verbotene Orte, verbotene Menschen, schmutzig, verwerflich, frivol. Bilder, die scheinbar zu uns aufgeklärten und emanzipierten Menschen nicht passen. Nicht passen dürfen.

Die sexuelle Eroberung des eigenen Ich

Doch wir sind, wenn wir nicht masturbieren dürfen, von unserer eigenen Sexualität abgeschnitten. Wir haben dann keinen Zugang zu unseren inneren sinnlichen Bildern. Wir wissen dann nichts über unsere eigene sexuelle Kraft. Wir sind von unserer eigenen Quelle abgeschnitten. Oft glauben wir auch, unser sexuelles Empfinden sei vollkommen vom Partner abhängig. Deswegen kann man sich den folgenden Satz gar nicht oft genug bewusst machen:

Wir lernen dabei unsere geheimen Sehnsüchte kennen. Verbotene Obsessionen und Fantasien dürfen ausgelebt werden. Wir überschreiten Grenzen und erlauben uns in der eigenen Traumwelt Dinge, die wir sonst nie an uns kennen lernen würden. Man erfährt, dass Sex etwas Befreiendes, Lustvolles, Tabuloses sein kann. Ebenso spannend kann es sein, sich völlig ohne stimulierende Fantasien zum Höhepunkt zu bringen. Ganz allein auf unsere Empfindungen konzentriert, lernen wir auf diese Weise ungeheuer viel über die Stellen unseres Körpers, die uns Vergnügen bereiten. Ganz bewusst können wir dabei entdecken, wie wir überhaupt auf Berührungen reagieren.
Durch den Mut zur Selbstliebe lernen wir also auf äußerst lustvolle Weise mit unserer Sexualität umzugehen. Und entgegen der bisherigen Meinung fördert es unsere Gesundheit. Es gibt also keinen Grund sich nicht selbst zu verwöhnen. Man nimmt sein Leben doch sonst auch in die Hand. Wir wollen im Leben unabhängig werden. Warum nicht auch bei der eigenen Lust?

Sich selbst zum Zentrum der Lust zu machen fördert den gemeinsamen Sex

Anders als meist befürchtet, verstärkt sich innerhalb der Partnerschaft durch das Spiel mit sich selbst sogar die Zweisamkeit, da man wesentlich selbstbewusster mit sich und seinem Körper umgeht. Man wird wesentlich wacher für die eigene sexuelle Energie. Lernt man die eigene Lust zu genießen anstatt sich dafür zu schämen, kann man sie gelöster und vor allem lustvoller mit jemand anderem teilen. Es gibt Untersuchungen, die belegen, dass Frauen wesentlich leichter und öfter zum Orgasmus in einer Beziehung kommen, wenn sie in ihrer Jugend häufig masturbiert haben. Diese Frauen wissen besser, wie sie zu ihrer Lust kommen und wie sie ihren Orgasmus erreichen. Sie sind nicht mehr abhängig vom anderen Geschlecht. Sie werden damit auch beim Sex mit dem Partner wesentlich selbstbewusster. Sex wird freier und mutiger und tabuloser. Ist es nicht das, was wir uns alle wünschen?

Es gibt Dinge, die tust du gerne ohne deinen Partner. Das ist in Ordnung so. Das schmälert nicht die Liebe zu ihm. Sexuelle Momente für dich allein zu finden ist ebenso wichtig wie sie gemeinsam mit deinem Partner auszuleben. Möchtest du aber, dass deine Partnerschaft inniger wird, dann teile dich mit, ohne dass daraus eine Forderung an deinen Partner entsteht. Alles, was du verheimlichen musst, trennt dich von ihm.

Alles, wofür du dich schämst, trennt dich von dir selber.

Es gibt dann etwas, was du tust, dir aber nicht wirklich zugestehst. Wenn du es schaffst dich mitzuteilen, wird deine Partnerschaft inniger und wahrhaftiger. Du nimmst mit deiner ganzen Persönlichkeit teil. »Ja, das bin ich. Es gibt Momente, da verwöhne ich mich gerne selber.« Und sei dir gewiss, dein Partner tut es ebenfalls. Ebenso heimlich, mit einem ebenso schlechten Gewissen. Wem ist aber mit dem schlechten Gewissen gedient? Warum nicht befreit in der innigen Vertrautheit der Partnerschaft sich zeigen? Nichts ist wundervoller als innere Freiheit. Ansonsten leben wir noch immer die Moral unserer Eltern weiter. Wollen wir das wirklich?

Den Partner an der geheimen Lust teilhaben lassen

Noch immer lassen wir uns vor allem in den intimsten Momenten unserer Partnerschaft von Tabus beherrschen, die gar nicht unsere eigenen sind. Die meisten stammen von unseren Eltern, Großeltern und Urahnen. Warum sich also noch immer davon beschränken lassen? Warum nicht mit dem geliebten Partner die fremdbestimmten Tabus sprengen?

Warum lässt du ihn zum Beispiel nicht einmal dabei zuhören. Schenkt euch gegenseitig ein sinnliches Telefonat. Das verbindet mehr als tausend Worte. Das Ablegen von Scham und Hemmungen kann ein unglaublich lustvoller Moment sein und der Sexualität mit dem Partner eine völlig neue Qualität verleihen. Dem Partner, ohne ihn zu sehen oder berühren zu können, bei seiner Lust beizuwohnen, kurbelt die Fantasie gehörig an. Es schafft Vertrauen und Aufregung. Sex wird wieder spannend.

Natürlich macht es erstmal Angst, sich zu seiner Sexualität zu bekennen. Wir haben es nicht gelernt. Schon gar nicht, uns in dieser Freizügigkeit zu zeigen. Wir befürchten unser Partner würde es vielleicht nicht verkraften, in seine Minderwertigkeit gehen oder uns für schamlos oder pervers halten. Wir haben Angst, unser Gesicht zu verlieren. Aber ein in der Tiefe verbundenes Paar wird man besonders durch intime Geheimnisse, durch das Erleben von gemeinsamer Sexualität und durch die Magie von Worten, die man nicht jedem sagen würde.

Vielleicht trauen wir uns sogar noch einen Schritt weiterzugehen und unserem Partner zu zeigen: Ich vertraue dir so sehr, dass ich mich dir zum ersten Mal so zeige. Sich vor den Augen des Partners zu stimulieren, bedeutet die größtmöglichste Innigkeit mit ihm zu teilen. »So nah lasse ich niemand anderen heran.«

Ich sehe deine Lust, ich zeige dir meine.

Neue Schritte sind immer ein Wagnis. Deswegen sollte man sich nicht selbst überfordern. Aber sanft und behutsam, spielerisch, ohne Zwang, ein sanftes Flüstern, ein Signalisieren, dass man sich vielleicht mehr trauen würde ... Oder vielleicht würde er ja gerne mal wissen ... Ein Wunsch, der bei Männern übrigens ganz weit oben steht. Ihr bei der privatesten Sache der Welt zuzusehen. Ein Geschenk des Vertrauens, im Wissen der Verschwiegenheit, ein voyeuristisches Vergnügen der ganz besonderen Art, welches die sinnliche Kompetenz der Partnerin anerkennt.

Wirklich guter Sex braucht Mut.

Wenn einer von beiden dem anderen diesen erotischen Wunsch gesteht, sollte man die Chance auf keinen Fall ungenutzt vorüber-

ziehen lassen. Auch wenn das Herz noch so klopft. Es ist eine Einladung, mit dem Partner in tiefere erotische Welten einzusteigen.
Es hat noch einen ganz anderen praktischen Vorteil. Wir lernen am intensivsten durch Nachahmen. Wenn wir unseren Partner bei unseren intimsten Momenten zusehen lassen, sieht er, wie wir es gerne mögen. Ohne viele Worte erfährt er, auf welche Weise wir angefasst und stimuliert werden wollen. Von nun an weiß er genau, was uns gefällt.

P.S. – für Männer

Inzwischen sind Wissenschaftler sogar überzeugt, dass Selbstbefriedigung einem späteren Prostatakrebs[4] vorbeugen kann. Dr. Graham Giles vom Cancer Council Victoria in Melbourne hat in einer breit angelegten Untersuchung herausgefunden, dass Onanieren das Risiko von Prostatakrebs um bis zu 33 Prozent verringert. Vor allem wenn Männer im Alter zwischen 20 und 30 Jahren sich regelmäßig selbst befriedigen, hat dies einen enorm schützenden Effekt. Man geht inzwischen davon aus, dass der brav an sich Hand anlegende Mann mit dem Ejakulat Krebs erregende Verbindungen aus dem Körper befördert. Die Prostata spielt dabei eine große Rolle. Immerhin reichert sie Stoffe aus dem Blut an, um dem Ejakulat jede Menge Zink, Zitronensäure und Kalium mitzugeben. Man glaubt, dass sich dabei in der Drüse auch krebserregende Stoffe sammeln, die nun durch die Selbstbefriedigung auf so wundervolle Weise wieder verringert werden.

Ich war der Beste, den ich je hatte.

Woody Allen

[4] Dr. Graham Giles vom Cancer Council Victoria in Melbourne veröffentlichte in der Zeitschrift »New Science« seine Studie mit dem erstaunlichen Ergebnis. Masturbieren beugt wahrscheinlich einem späteren Prostatakrebs vor. »Can masturbation keep the doctor away?«

P.P.S. – für Frauen
Oft ist das Spiel mit sich selber leider die einzige Möglichkeit für Frauen ihren Höhepunkt zu erreichen. Bei einer Studie[5] sollten Paare schätzen, wie lange ihr Geschlechtsverkehr dauert. Die Frauen schätzen das Ereignis auf 17 bis 20 Minuten, die Männer tippten auf 25 Minuten. Die wirklich gemessene Zeit betrug aber nur 3,5 Minuten. Ein bisschen wenig für Frauen, die im Schnitt 12 Minuten brauchen, um ihren Orgasmus zu erreichen.

Noch Fragen?

[5] Dr. Frank Sommer Privatdozent an der Uni Köln

5

Der Weg zur eigenen Sinnlichkeit – frei von Erwartung, Scham und Angst

Hohe Erwartungen sind die ersten Schritte zur Enttäuschung

Erwartung 1: »Ich will alles«

Wenn wir immer nur den außergewöhnlichen Moment im Sex suchen, wenn wir dort alles haben wollen, Anerkennung, Triebhaftigkeit, den Rausch, das Feuer, die Liebe, die Nähe, die Zärtlichkeit, die Intensität, den Beweis der Zusammengehörigkeit und das immer und immer wieder, überlasten und überfordern wir uns selbst und unseren Partner. Sex wird dann eine ernste Angelegenheit. Wir setzen nicht nur uns, sondern auch unseren Partner unbewusst unter Druck. Wir lassen ihn spüren, dass er uns nicht genügt. Als Folge davon wird er immer weniger Spaß daran haben mit uns ins Bett zu gehen. Er wird es sogar eher vermeiden und nur noch selten bereit sein, neue Dinge mit uns auszuprobieren.

Wenn wir immer nur den ultimativen Sex haben wollen, werden wir ihn nie bekommen.

Es geht uns dann gar nicht mehr um die Freude oder um die intime Begegnung mit unserem geliebten Partner, sondern um das Erfüllen eines vorgezeichneten Programms. Wenn man sich im Bett nicht gehen lassen kann, sondern eine Liste an Erwartungen abzuarbeiten hat, steht man gehörig unter Leistungsdruck. Leistungsdruck haben wir aber bereits im normalen Leben zur Genüge. Warum sollte man sich in seiner Freizeit dem auch noch aussetzen? Meist wird der gemeinsame Sex sogar noch als Gradmesser für den Fortbestand der Beziehung betrachtet. Wer sollte wirklich Lust darauf haben, in den intimsten Momenten auf dem Prüfstand zu stehen? Und das immer wieder?

**Je mehr wir erwarten,
desto mehr setzen wir uns auch selber unter Druck
etwas leisten zu müssen.**

Je höher die Erwartungen, je größer die Vorstellung wie außergewöhnlich es ablaufen soll, desto geringer wird das Ergebnis sein, das wir bekommen. Eigentlich kann niemand unsere hohen Erwartungen erfüllen. Weder unser Partner noch wir selber.
Woher kommen diese Vorstellungen überhaupt? Gefördert von den Medien, dem Fernsehen, den Anleitungen in den Magazinen, der Werbung und der Pornoindustrie, gibt es eine unerreichbar hohe Erwartung, wie unser Sex zu sein hat. Aber je wilder es der öffentliche Sex in Filmen und Magazinen treibt, desto langweiliger scheint es in unseren eigenen Betten zu sein. Wir fühlen uns minderwertig und unterliegen einer gigantischen Erwartungshaltung. Nichts kann mit den Fantasien der Hollywoodfilme und drastischen Beschreibungen der Magazine mithalten. Wir glauben dieser virtuellen Realität, einer in Wirklichkeit nie stattfindenden Realität, dass es woanders tatsächlich den besseren, wilderen, heißeren Sex gibt als bei uns. Die Wahrheit ist aber eine ganz andere. Sex findet auch woanders wesentlich seltener statt, als man uns glauben machen will. Die anderen treiben es in Wirklichkeit überhaupt nicht so oft, wie sie behaupten. Die Statistiker glauben inzwischen ihren eigenen Statistiken nicht mehr. Selbst wenn die Umfragen noch so anonym sind, wer will schon gerne zugeben, dass Sex in Wahrheit bei ihm nur noch selten stattfindet. Während andere es dreimal täglich im Treppenhaus, auf dem Schuhschrank oder in der Umkleidekabine treiben und ausschweifend von Höhepunkt zu Höhepunkt rasen, will man nicht eingestehen, dass der eigene Höhepunkt nur noch im Kopf stattfindet und

Sex fast ausschließlich über die unterhaltsamen Sendungen des Fernsehens konsumiert wird. Inzwischen wird in einigen Umfragen bis zu 15 Mal nachgefragt, um der Wahrheit ein kleines Stückchen näher zu kommen. Und siehe da:

Eine Untersuchung der Universität in Chicago ergab, dass jeder vierte Mann im letzten Jahr überhaupt keinen Sex hatte. Nicht ein einziges Mal. Ein Drittel aller Frauen hatte ebenfalls überhaupt keinen Sex. Nicht ein einziges Mal. Ein weiteres Viertel aller Frauen hatte nur drei bis fünfmal Sex. Im ganzen Jahr wohlgemerkt. Singles haben noch wesentlich seltener Sex. Und sie müssen dafür einen ungeheueren Aufwand betreiben.

Das ist doch seltsam – wenn es in der Partnerschaft den viel gerühmten Sex nicht wirklich gibt und Singles noch wesentlich mehr Aufwand betreiben müssen, um an Sex heranzukommen –, wer hat dann wirklich diesen unglaublich ultimativen Sex, nach dem wir uns alle sehnen? Während die halbe Nation es angeblich auf dem Küchentisch treibt, in Lack und Leder neue Experimente erlebt, die Peitsche schwingt und durch nächtliche Lustorgien die Nachbarn stört, sitzen wir mit unserem Partner brav vor dem Fernseher und schauen uns »Sex and the City« an. Wir hören von Swingerclubs, von nachbarlichen Tauschaktionen, von ausschweifenden Parties, vom prallen Sexleben der anderen, an dem wir aber nicht teilnehmen. All das ist eine Lüge. Die Wahrheit ist, Sex findet viel seltener statt, als wir glauben, und wenn er stattfindet, ist er sehr oft langweilig und monoton. Die Mehrzahl aller Menschen fühlt sich abgewiesen, nicht angenommen, missbraucht oder einsam. Nicht umsonst benutzt man inzwischen für unsere Gesellschaft folgenden Begriff:

Oversexed and underfucked.

Wir sind sexuell ausgehungert und gleichzeitig des eigenen Sexlebens überdrüssig. Gerade eben deshalb, weil so viele Menschen in einem sexuellen Mangel leben, lässt es sich mit der Ware Sex so herrlich manipulieren. Wären wir alle sexuell zufrieden, würde uns doch kein nackter Frauenpo als Anreiz zum Kauf eines bestimmten Produktes locken können. Je mehr uns aber eine Welt voller Sexualität, an der wir nicht teilhaben, vorgegaukelt wird, desto einsamer fühlen wir uns.

Erwartung 2: »Ich will es wieder so«
Wir alle haben sie bestimmt schon mal erlebt, die Nacht der Nächte. Alles war genau so, wie wir es haben wollten. Es war einfach sensationell. Wir waren erfüllt und glücklich. Wir haben die Liebe gespürt und die Nähe. Vielleicht auch bedingungslose Hingabe. Wir waren ausgelassen und haben atemlos und ungebremst, im Rausch der Leidenschaft alles hinter uns gelassen. Das Glück hatte uns im Griff. Aber leider nicht lange. Denn natürlich wollten wir das Erlebte wiederholen. Und zwar so bald wie möglich. Wir suchten erneut nach diesem Erlebnis. Diesem einen. Ganz speziellen. Und damit begann die sexuelle Tragödie.

Im Vergleich bekommen wir nur schlechten Sex.

Von nun an messen wir alle künftigen intimen Momente an dieser unglaublich intensiven Nacht. So soll es wieder werden. Und bekommen wir weniger, so sind wir enttäuscht. Die Erwartungen sind also gewaltig. Und wenn wir ganz ehrlich sind, wünschen wir uns sogar noch eine kleine Steigerung. Noch intensiver, noch näher, noch ein bisschen mehr soll es sein. Aber es lässt sich nicht mehr so leicht wiederholen. Wir wollen zwar, aber die Hoffnungen erfüllen sich nicht. Wo ist das intensive Gefühl? Wo ist der Rausch? Wieso ist es nicht mehr so leidenschaftlich wie beim letzten Mal? Wir beginnen zu zweifeln. Stimmt etwas nicht? Ist das Feuer der Liebe bereits ausgebrannt? Mitnichten.
Die Erotik lebt einfach von der Vielfalt. Und das bedeutet, es gibt sowohl den ganz gewöhnlichen sexuellen Alltag, wie auch die aufregende Begegnung zweier Menschen. Und leider lässt es sich nicht vorherbestimmen, wann wir was erleben. So wie es in unserem Leben verschiedene Phasen gibt, so gibt es sie auch bei unserem Sex. In

unserem Leben verläuft zeitweise alles fließend und leicht. Heiter und entspannt, gelöst und gelassen. Dann gibt es wieder Zeiten da geht alles schwer. Wir sind ernst und verstimmt. Es gibt auch wütende Momente und aufbrausende. Und natürlich auch ruhige, sanfte oder sogar bis zur völligen Erschöpfung reichende Zeiten. Und nie lässt sich voraussagen, wann wir was erleben. Warum sollte es beim Sex anders sein? Auch hier durchlaufen wir die verschiedensten Phasen. Je nachdem wie wir uns fühlen. Mal geben wir uns rasant und wollen es schnell, überraschend und unglaublich intensiv. Ein andermal wollen wir es bis zur Ewigkeit gedehnt. Dann sind wir wieder ungeduldig und es ist vorbei, bevor wir richtig begonnen haben. Manchmal ist Sex eben nichts Besonderes, sondern ganz alltäglich und nur so nebenbei, entspannend als Einschlafhilfe oder verschlafen als Gutenmorgengruß. Mal einseitig gebend, einseitig nehmend und unaufgeregt normal. Und manchmal klappt es auch gar nicht. Wir haben zu viel im Kopf, sind abgelenkt, fühlen uns nicht wohl oder haben schlichtweg keine Lust. Mal geschieht etwas, was uns lachen lässt, weil es albern oder einfach völlig daneben war. Nicht selten suchen wir auch gar nicht den aufregenden Sex, sondern einfach nur entspannende Ruhe und einfühlsame Zärtlichkeit. Wir wollen uns geborgen und sicher fühlen. Oder einfach nur dem Alltag entfliehen. Oft versuchen wir auch im Sex die Bestätigung unserer Liebe zu finden.

Das alles ist Sex. Unser Sex. Reich und vielfältig spiegelt er unser eigenes Leben. Der Sex, den wir haben, wird jedes Mal ein bisschen anders sein. Wir sind eben nicht immer gleich drauf. Und! Beim Sex sind wir schließlich nicht alleine. Das heißt, auch unser Partner durchlebt verschiedene Stimmungen und Phasen. Und nicht immer ist unser Partner auf genau der gleichen Wellenlänge wie wir. Nicht immer sucht er in genau dem gleichen Moment das gleiche Erlebnis. Die einzelnen Stimmungen und Erwartungen ergänzen sich nicht immer. Natürlich stellt sich dann der magische Moment nicht ein. Mal laufen die Erwartungen auseinander, mal führen sie zusammen. Mal nehmen wir unsere Sorgen mit ins Bett, mal können wir gänzlich loslassen. Mal fühlen wir uns frei und ungehemmt, aber unser Partner nicht.

Und dann, wie aus heiterem Himmel, völlig ungeplant erleben wir Momente, die so intensiv sind, das wir fassungslos davor stehen. Tief berührt und besinnungslos ergriffen. Das ist die Natur von Sex und hat nichts mit der Intensität unserer Liebe oder dem Beweis für eine glückliche Beziehung zu tun. Sex gehört einfach in all seinen Aspekten zu unserem Leben. Und deswegen sollten wir dort auch alles zulassen und akzeptieren.

Den guten Sex erhalten wir nicht ohne den ganz gewöhnlichen Sex.

Es ist sogar so, dass erst durch das Bejahen des alltäglichen Sex sich die Lage so entspannt, dass wir wieder in die Nähe des ultimativen Sexerlebnisses rücken, weil wir loslassen, unsere Erwartungen zurückschrauben und uns wieder auf den Partner einlassen. Den überraschenden, intensiven, unglaublich beeindruckenden Sex können wir also nur erleben, wenn wir auch den ganz normalen, weniger aufregenden Sex zulassen und akzeptieren.

Sex darf ebenso außergewöhnlich wie auch alltäglich sein.

Dass Sex auch alltäglich sein darf, hat übrigens noch andere Vorteile. Wir müssen selbst auch nicht immer perfekt sein. Wir brauchen nicht immer in die Rolle des unglaublich tollen Liebhabers zu schlüpfen, müssen den Partner nicht bis zur Ohnmacht befriedigen, damit es in seiner Skala als gut bewertet wird. Wir brauchen uns, wenn es mal nicht so gut läuft, nicht mit Schuldgefühlen herumzuplagen. Wir müssen auch nicht ewig den Hengst oder die geile Hecke spielen. Wir brauchen nicht den ultimativen Orgasmus vorzutäuschen oder den rasenden Jenseitssprung. Wir können uns so geben, wie wir uns fühlen. Und das ist unglaublich entspannend.
Und da wir uns nichts mehr vorspielen, glauben wir uns. Wir glauben uns auch selber. Wir sind, wie wir sind. Wir können uns einlassen. Wir verlieren uns im Moment, weil wir nichts mehr kontrollieren

müssen. Wir haben keine Angst, dass es uns als Nachteil ausgelegt wird. Wir brauchen nichts zu hinterfragen oder misstrauisch zu beäugen. War es wirklich so oder nur vorgespielt? Bin ich gut? Genüge ich? Mach ich es richtig? Wir zeigen uns, so wie wir sind. Und das alleine genügt. Wir genügen. Und das ist ein wundervolles Gefühl. Und plötzlich, aus dem befreiten Sichfallenlassen und dem mutigen Schritt einfach so zu sein, wie man ist, aus dem erwartungsfreien Annehmen dessen, was gerade stattfindet, kann wieder aufregender und spannender und überraschend intensiver Sex entstehen.
Wenn wir stattdessen das Außergewöhnliche herbeisehnen und alles, was wir momentan erleben, im Vergleich dazu als minderwertig einstufen, nehmen wir den Augenblick nicht als das, was er ist und was er zu geben hat. Wir vergleichen mit bereits erlebten erotischen Abenteuern, anderen Partnern und anderen Zeiten und sind enttäuscht, dass die Gegenwart nicht Vergangenes wiederholt. Dort war es intensiver, näher, wilder, bedrohlicher, aufregender, zärtlicher, ruhiger, liebenswerter oder wortreicher. Dabei übersehen wir aber gerne, dass auch wir gestern oder vor vielen Jahren anders waren. Wir haben uns eingelassen, wir haben gegeben, was wir fühlten, und sind im Augenblick aufgegangen. Wir waren auch noch wesentlich unerfahrener und der kleinste Reiz genügte, um uns zur sinnlichen Raserei zu bringen. Wir entdeckten ständig Neues und jeder Millimeter nackte Haut war Aufregung pur. Heute lassen wir uns oft gar nicht mehr auf den Augenblick der Liebe ein, sondern wollen ein Programm wiederholen, das lange zurückliegt. Damit verschließen wir uns aber dem Neuen, dem Unbekannten und dem Überraschungsmoment, all dem, was damals der Grund für das erfüllende Erlebnis war.

Lieber trennen wir uns von dem Erleben der Gegenwart, als uns von der Vergangenheit zu lösen.

Nur wenn wir uns wieder dem Augenblick öffnen und aufhören etwas ganz Bestimmtes erleben zu wollen, werden wir wieder Gewaltiges erfahren. Den größten Sex gibt es nur in der Gegenwart. Niemals in der Vergangenheit und auch nicht in der Zukunft. Wenn wir erwarten, dass der Sex wieder so wird wie am Anfang der Beziehung, werden wir nie wieder guten Sex haben. Was wir nämlich ganz gerne vergessen, auch damals hatten wir den ganz gewöhnlichen Sex erlebt. Wir hatten auch Sex, der weniger umwerfend war. Dennoch betrachten wir nur die Highlights der Vergangenheit und nehmen nur diese Phasen als Maßstab aller Dinge. Wir vergleichen die Erlebnisse aus einzelnen, ganz besonderen Nächten mit den Gefühlen von heute. Und dieser Vergleich wird meistens zu dem Ergebnis führen, dass es heute nicht genug ist.

Wir mögen den wundervollsten Menschen an unserer Seite haben. Nackt und bereit sich einzulassen. Dennoch sind wir meist gar nicht wirklich anwesend. Und ganz oft erleben wir deswegen auch so wenig. Aber das ist leider noch nicht alles. Es gibt noch einen weiteren Mechanismus, der uns nicht am eigenen Sex teilhaben lässt. Meistens denken wir währenddessen nämlich nicht nur vergleichend *zurück*, sondern sehr oft auch noch zukunftsplanend *weit voraus.*

Erwartung 3: »Ich will mehr«

Auch mitten im zärtlichsten Gewühl lassen uns die eigenen Erwartungen beständig in die Zukunft starren. Beim Küssen geben wir uns nicht vollständig dem Genuss hin, sondern hoffen noch ein bisschen weiter zu kommen. Beim Entkleiden lauern wir darauf auch den nächsten Stoff vom Körper ziehen zu dürfen. Beim Liebkosen intimerer Stellen denken wir schon daran, wie es wohl sein wird, wenn man sich endlich vereinigt. Aber auch dann können wir nicht genießen, weil wir wissen wollen, ob der Partner auch noch andere Stellungen mit uns einnehmen wird.

Wir schaffen es meist gar nicht, uns dem Hier-und-Jetzt-Genuss hinzugeben, weil wir gedanklich weit voraus sind. Wir kosten nicht das Erlebnis in seiner ganzen Fülle aus, sondern springen gedanklich immer vorwärts in der Hoffnung noch mehr zu bekommen.

Die sexuelle Gegenwart wird oft nur als Übergang zur Zukunft benutzt.

Nur beim Orgasmus sind wir vollständig im Hier und Jetzt. Dies ist der einzige Moment, in dem alles Denken ausgeschaltet ist. Doch bereits kurz danach setzen die Überlegungen wieder ein. Wir überlegen, wie wir erfahren können, ob wir gut waren, und welche Worte eine Wiederholung herbeiführen könnten, wie lange wir noch bleiben müssen oder ob wir es schaffen, noch einen Zuschlag zu bekommen.

Die Erwartungen »Ich will es wieder so« und »Ich will mehr«, berauben uns all der Fülle an neuen Eindrücken, die wir erleben könnten. Wir schaffen es nicht, uns vollständig gehen zu lassen.

Erwartung 4: »Ich will es super gut machen«

Wir wollen natürlich der beste Liebhaber sein. Vielleicht entwickeln wir während des Liebesaktes deswegen immer neue Strategien, um unserem Partner noch beeindruckendere Höhepunkte zu schenken. Während man allerdings mit Taktieren und Planen beschäftigt ist, entgeht einem meist das Wesentlichste. Wie ein Tourist rast man alle Sehenswürdigkeiten ab und ist gerade deswegen nicht wirklich bei sich oder seinem Partner.

Gut sein zu wollen hat nur etwas mit dem Wunsch nach Bewunderung zu tun. Dahinter steckt meist ein tiefes Gefühl von Minderwertigkeit. Man vertraut nicht auf sich und die Kraft der Liebe. Man muss etwas leisten, um geliebt zu werden. Auf diese Weise können wir unserem Partner dreiundsiebzig Höhepunkte verschaffen und dennoch einsam bleiben. Die Wahrheit ist aber ziemlich einfach: Du bist bereits da. Du musst nichts können, tun, erwerben, lernen, erreichen, du hast bereits alles, was du brauchst. Das wirkliche Hindernis ist, dass du glaubst, du müsstest etwas tun. Den wundervollen Sex hast du, wenn du ihn einfach zulässt. Wenn du alle Programme von »Nicht-Können« fallen lässt. Solange man glaubt, dass man bestimmte Fertigkeiten erwerben muss, wird man immer nur an der Oberfläche hängen bleiben.

Der beste Liebhaber ist der,
der einfach nur vollständig da ist.

Und wahrhaftig und authentisch am Sex teilnimmt. Und sich ausschließlich dem Moment hingibt. Es gibt nur ihn und den Partner. In einer wundervollen Einzigartigkeit.

Wie schafft man es nun, in der Gegenwart zu bleiben?
Indem man erst einmal erkennt, dass man es meistens nicht ist. Was man dagegen machen kann? Erstmal nichts. Es ist so, wie es ist. Wir haben Gedanken, auch in unseren schönsten Momenten. Wir können die Gedanken nicht so einfach loswerden, aber wir können die Gedanken zu einem Teil unseres Liebesspiels werden lassen. Wir können sie mitteilen. Vorher. Nachher. Oder mittendrin. Das bringt uns wieder ins Spiel der Gegenwart. Wir besitzen eben ganz viele Glaubensmuster, die uns mehr in der Vergangenheit und Zukunft sein lassen, als in der Gegenwart.
Durch das Mitteilen bringen wir uns jedoch wieder in die Beziehung. Wir bringen unsere ganze Persönlichkeit wieder zurück ins Bett. Wir sind wieder gegenwärtig. Wir lassen unseren Partner vollständig an uns teilhaben. Und plötzlich entsteht wieder Nähe.
Wir werden dann meist erkennen, dass auch unser Partner Erwartungen an uns richtet, die er aus seiner Vergangenheit mitgeschleppt hat. Und wir werden erfahren, dass auch er oft gedanklich weit voraus ist. Das Wunderbare aber ist, allein durch das Mitteilen werden alle Gedanken Teil der Gegenwart. Was wir bekommen werden ist wundervoller Sex.

Denn den besten Sex gibt es immer nur in der Gegenwart.

Die Scham überwinden – nicht nur für Frauen

Grenzen überschreiten, seine eigenen Fantasien zulassen, das ist nicht gerade sehr leicht. Nicht nur, weil man tief sitzende Moralvorstellungen loslassen und sich seine eigenen vermeintlichen Schattenseiten ansehen muss. Der eigentliche Grund, warum wir uns vieles nicht trauen, sitzt viel mehr an der Oberfläche, als wir glauben. Laut einer groß angelegten Umfrage[6] besitzt fast jede zweite Frau kein Selbstbewusstsein. Schon gar nicht im Bett. 34 Prozent besitzen dieses Gefühl sogar nie und weitere 25 Prozent bezweifeln, dass ihr Körper attraktiv genug für den Partner ist. Sich schön finden, sich erotisch finden, dies scheint für die meisten ziemlich schwer oder gar unmöglich zu sein.

Entdecke dein Selbstbewusstsein.

Bei der Frage, ob sie sich für eine Werbekampagne nackt fotografieren lassen würden, würden die meisten sicherlich verschämt abwinken. Von den Maßstäben, die normalerweise an Schönheit angelegt werden, ist man in den eigenen Augen weit entfernt. Man hat keine Beine bis in den Himmel, keine Kleidergröße 34 –36 und natürlich auch keinen Waschbrettbauch oder ein ebenmäßiges Gesicht. Man findet sich nicht schön und begehrenswert. Schon gar nicht nackt. Man passt eben nicht in das allgemein gültige Schönheitsideal.

Die meisten von uns haben keine gute Beziehung zu ihrem eigenen Körper.

Sich nackt fotografieren zu lassen klingt also nicht gerade reizvoll, weil man seinen Körper schließlich zu gut kennt und sich nicht wirklich mit ihm ausgesöhnt hat. Zu vieles gefällt einem nicht daran und man ist froh, dass der Partner entweder die Stellen noch nicht in aller Deutlichkeit entdeckt hat oder in der Hitze des Gefechtes dafür kein Auge

[6] Untersuchung im Auftrag der Frauenzeitschrift Elle

hatte. Aber man selber kennt die Stellen genau. Und man tut alles dafür sie zu kaschieren. Und nun soll man sich einer Kamera stellen? Nun, zum einen verdeutlicht uns das Unbehagen, wie wir wirklich über uns denken. Dementsprechend können wir davon ausgehen, dass wir unserem Partner ein ähnliches Bild von uns vermitteln. Ich bin nicht schön. Ich bin zu dick, zu alt, nicht fraulich oder männlich genug. Viele mögen sich nicht einmal gerne vor ihrem Partner ausziehen und sich ihm nackt zeigen. Die Schamgrenze ist gewaltig. Dahinter steht meist nur ein Grundgedanke:

Wir glauben noch immer, wir genügen nicht.

Haben wir auch noch so viele Erfolge im Beruf und sind wir auch noch so anerkannt bei unseren Freunden, mögen wir auch noch so große sportliche Cracks sein oder bewundernswert Materie angehäuft haben, im Bett fürchten wir uns davor, nicht geliebt und abgelehnt zu werden. Da hilft uns all der Erfolg nicht mehr, nicht die sportlichen Leistungen und auch nicht all die Materie. Wir haben es einfach nicht gelernt, uns selbst mit wohlwollenden Augen zu sehen. Wir betrachten uns misstrauisch und voller Argwohn. Noch immer glauben wir also, wenn unser Partner uns so sehen würde, wie wir wirklich sind, ungeschminkt, ohne geschickt gewählte Kleidung, könnten wir vor seinen Augen nicht bestehen.
Die meisten freuen sich also gar nicht darüber, wenn sie sich ausziehen und von ihrem Liebsten nackt betrachtet werden. Wenn aber bereits darin so wenig Freude liegt, wie soll dann der Sex aussehen? Wenn wir all die Dinge präsentieren, die wir an unserem Körper für unannehmbar halten? Gleichzeitig setzt diese Haltung unseren Partner ebenfalls unter Druck. Wenn wir so viel Augenmerk auf die äußerliche Erscheinung legen, wenn wir uns so sehr nach den Richtlinien von vorgegebenen Maßen richten, muss unser Partner davon ausgehen, dass auch er unserem kritischen Auge nicht genügen wird. Seltsamerweise erwarten wir im Bett alles. Zärtlichkeit, Geborgenheit, Humor, knisternde Spannung, auch Schmutziges und Verbotenes und natürlich Liebe. Aber wir selber sind oft gar nicht bereit,

dies alles ebenfalls einzubringen. Wir verstecken uns hinter unserer Scham und dem Gefühl der Minderwertigkeit. Sex sollte voller Freizügigkeit sein. Kreativ, heiter und gelassen. Nur dann können wir uns auch trauen Wagnisse einzugehen. Das geht aber nur, wenn wir uns selbstsicher fühlen und nicht minderwertig.

Sich selbst zu mögen ist erotisch.

Solange wir uns aber mit den unerreichbar perfekten Körpern vergleichen, die keinen einzigen Pickel haben, kein Gramm zuviel und ein außergewöhnlich ebenmäßiges Gesicht, werden wir nie auch nur einen Hauch von Selbstbewusstsein erlangen, sondern uns ständig unter Druck fühlen. Wir glauben dann den Bildern auf den Plakaten, die vorgeben, wie Frauen und Männer sein sollten, aber in Wirklichkeit nie sind. Makellose Körper schlängeln sich erotisch aus den Plakaten und schieben einen in die eigene Minderwertigkeit. Sie geben zum Beispiel Frauen das Gefühl, sie müssten immer attraktiv und verführerisch sein. Diese Werbung täuscht jedoch. Keine Frau ist so. Industriezweige arbeiten daran, die Haut der Frauen jünger, straffer, schöner erscheinen zu lassen, als das Model selbst je war.

Wir wissen das. Aber wissen das auch die anderen? Weiß das auch der Partner?

Inzwischen hat die Werbung aber ebenfalls den Reiz des »Normalen« entdeckt. Ein bekannter Cremehersteller zeigt zum Beispiel auf einem Bild elf nackte Frauen, die für sein Produkt posieren. Und diese Frauen sind dick und klein, haben nicht die Größe 36 und schon gar keine Giraffenbeine. Aber sie haben alle eins: Ausstrahlung und ein gesundes Selbstbewusstsein. Sie machen sich keine Gedanken, ob ihre Haut am Computer nachbearbeitet werden muss. Sie gefallen sich so, wie sie sind. Und deswegen wirken sie so erotisch.

Der größte Unterschied dieser Frauen zu den allgemeinen Models ist, dass sie ein ganz normales Leben führen. So wie wir alle eben. Und da gibt es Wichtigeres zu tun, als sich ständig mit dem eigenen Aussehen zu befassen. Dafür haben sie alle etwas anderes Bedeutendes. Ihr Selbstwertgefühl ist unabhängig von der Meinung und der Anerkennung anderer. Sie machen sich nicht dauernd Vorwürfe. Sie fragen sich nicht ständig, bin ich auch schön genug? Sie werden nicht von Selbstzweifeln geplagt.

Die Scham sitzt tiefer

Es gibt aber noch einen anderen, viel wesentlicheren Punkt, der dazu führt, dass nackte Bilder von sich selbst als unanständig empfunden werden.

Von Kindheit an hat man gelernt sich züchtig bedeckt und korrekt bekleidet zu halten. Alles andere wäre schamlos und käme einer großen Sünde gleich. Etwas war also mit unserem Körper nicht in Ordnung, wenn er nackt war. Sich selbst im Spiegel zu betrachten, war genauso verboten, wie sich »da unten« zu berühren. Es gibt also scheinbar gewisse Teile unseres Körpers, die etwas Verbotenes an sich haben. Dieses Verbot hat sich tief in unserem Unterbewusstsein eingegraben. Es wirkt noch immer. Wie erwachsen und aufgeklärt wir auch zu sein glauben.

Halb nackt, verführerisch und sinnlich vor der Kamera zu posen, scheint deshalb für viele von uns ein absolutes Tabu zu sein. Viel zu groß sind die Ängste, die sich da auftun. Wir berühren hier also ein großes Tabu. Wir sind noch immer voller Misstrauen gegen uns selbst, wenn wir uns nackt zeigen sollen. Wir sind nicht gewöhnt uns entblößt zu zeigen, es sei denn unter der Dusche oder beim Liebesspiel im Bett. Aber selbst da wird die Frage »Wie wirke ich auf meinen Partner?«, nicht positiv gestellt, sondern voller Misstrauen. »Sehe ich überhaupt erotisch aus? Ist es nicht eklig, mich so zu zeigen? Was denkt er wohl, wenn ich es auf diese Weise mache? Lehnt er mich dann ab? Denkt er, ich bin abnormal? Oder ich will ihn nur als Sexobjekt? Vielleicht entdeckt er, dass er sich in mir getäuscht hat und mich gar nicht mehr liebt? Ist es nicht unappetitlich mich so zu präsentieren?« Wir haben es nie gelernt uns nackt wohl zu fühlen oder uns zu gefallen. Doch wenn wir uns selbst nicht gefallen, wer soll uns dann toll finden? Wenn wir uns verklemmt und schüchtern

vor den Augen des geliebten Partners verstecken, wie sollen sich da Vertrauen und Nähe oder gar knisternde Erotik einstellen?
Wie aber schaffen wir es, im Bett selbstbewusster zu werden und Wagnisse einzugehen, wenn wir uns nicht so fühlen? Indem wir erst einmal für uns selbst Wagnisse eingehen. Indem wir uns erst einmal selbst entdecken. Selbstbewusstsein liegt nicht so einfach auf der Straße. Aber wir können es uns erwerben. Wenn wir wissen, was stark an uns ist, verzeihen wir uns auch viel leichter die schwachen Stellen. Wie aber finden wir nun heraus, was stark an uns ist?

Schönheit beginnt dort, wo der Vergleich endet.

Aktfotografie ist eine Abenteuerreise zu sich selbst

Auch wenn es im folgenden Kapitel zunächst hauptsächlich um die Frauen geht, keine Sorge, um die Männer kümmern wir uns später. Was jetzt kommt wird nicht einfach. Vieles wird auf Abwehr stoßen. Abwehr äußert sich in Ablehnung, Bewertungen, oder dem Versuch Dinge lächerlich zu machen oder milde zu belächeln, in dem Glauben, man habe so einen Blödsinn nicht nötig. Für welche Form der Abwehr entscheidet sich dein Verstand? Beobachte einmal genau, welche Gefühle bei dir hochsteigen, wenn du die nächsten Zeilen liest. Unbehagen? Ein Gefühl von Lächerlichkeit? Lehnst du das alles schlichtweg ab oder flüchtest du lieber auf den schützenden Standpunkt von Bewertungen? Wie ist das für dich, wenn du dich mit dem Gedanken beschäftigst, dich selbst zu fotografieren? Nackt vor dem Spiegel. Entblößt auf der Couch. Warum fühlt sich das so verboten an? Es ist doch unser Körper. Warum haben wir das Gefühl, dass es nicht in Ordnung ist, uns selbst ohne Kleidung abzulichten? Niemand kann es sehen. Nur wir. Die digitale Technik macht es möglich, ohne viel Aufwand und Wartezeiten Bilder zu produzieren und anzuschauen, ohne die Gefahr einzugehen entdeckt zu werden. Kein Entwicklungslabor bekommt unsere Bilder zu sehen, keine Post muss sie transportieren. Nur die Festplatte unseres PCs speichert unser Geheimnis, das wir jederzeit auch wieder löschen können.

Was hindert uns dennoch daran? Warum begrenzen wir uns selbst so drastisch, wenn es um unseren eigenen Körper geht? Finden wir insgeheim unsere eigene Nacktheit doch nicht so korrekt? Wir sind gewöhnt andere Menschen nackt zu begutachten. Jeden Tag springen sie uns aus den Plakaten entgegen. Aber mit unserer eigenen Nacktheit haben wir größte Probleme.

**Ohne Selbstbewusstsein im Bett
ist man manipulierbar.**

Solange wir unseren Körper nicht kennen und mit liebevoller Anerkennung betrachten, sind wir abhängig vom Feedback unseres Partners. Wir haben eine Vorstellung davon, wie wir wirken. Doch tatsächlich haben wir uns noch nie wirklich unvoreingenommen gesehen. Wir kennen unseren Körper nur von unseren endlosen Selbstinspektionen vor dem Spiegel, bei denen unser Blick stets auf den Problemzonen hängen bleibt und unser Selbstbild auf diese Weise beeinflusst. Aber wir haben uns noch nie anders betrachtet. Neutral oder sinnlich, verführerisch oder fremd. Wir haben jetzt die Möglichkeit einmal die Frau oder den Mann in uns sichtbar werden zu lassen. Nackt oder spärlich bekleidet, vollkommen verhüllt, aber mit heruntergezogener Hose oder hochgeschobenem Rock.
Aktfotografie ist deshalb auch eine Abenteuerreise zu sich selbst. Selten erfahren wir so viel über unsere wahren Gefühle und unsere Bewertungen über uns selbst. Dabei geht es nicht nur um das Resultat, also wundervoll sinnliche Bilder, das Fotografieren selbst ist schon eine aufregende Abenteuerreise.

Sich selbst in Szene zu setzen, der eigenen Schönheit näher zu kommen ist keine leichte Aufgabe. Normalerweise sehen wir doch immer nur auf das, was uns nicht gefällt. Deswegen gilt es uns selbst zu überzeugen. Und das geht nur, wenn man einfach einmal anfängt. Mit zarten sanften Schritten. Ein ruhiger Nachmittag, ungestört und allein. Wenn man beginnt sich auszuziehen, spielen auch immer Emotionen eine große Rolle. Immer entdeckt man dabei viele Gesichter

an sich selbst. Trauer, Angst, Stolz, Wut, Widerspruch, Scham, Neugier, Lust und Frivolität.
Dabei ist es durchaus legitim die ungeliebten Regionen des eigenen Körpers sanft zu umhüllen oder in Unschärfe zu setzen. Die Profis machen es auch nicht anders. Wir bestimmen, wie wir uns präsentieren wollen. Züchtig, gewagt oder pornografisch. Alles darf sein. Und was einem nicht gefällt, kann man sofort wieder löschen.

Beim Betrachten der eigenen Fotos betrachtet man immer auch eine andere Person.

Beim Betrachten der ersten Bilder ist man sich vielleicht fremd, findet sich hässlich, zu dick oder zu dünn. Aber das ist nur der erste Blick, weil man es noch nicht gelernt hat sich anders zu betrachten. Ein Aktfoto von einem selbst wird immer auch irgendwann tief verborgene Sinnlichkeit zu Tage fördern. Manchmal dauert es eine Weile, manchmal explodiert es aus sich heraus. Manchmal ist man anfangs schüchtern und schamhaft und entdeckt dann gerade darin eine hocherotische versteckte Anlage.

Komme mit deinem Körper in Harmonie.

Sei nicht zu streng mit dir. Mit Sicherheit hast du bisher noch keine solchen Bilder von dir gesehen. Es ist etwas sehr Intimes. Was siehst du beim Betrachten der Bilder von dir? Bekanntes? Unbekanntes? Gibt es einen Teil, der dir bisher nicht vertraut war? Betrachte dich auch so, als wäre es eine fremde Person. Welchen Aspekt würdest du gerne von ihr sehen? Möchtest du sie noch ein bisschen mehr entkleiden? Oder offener zeigen? Obszöner? Führe dich selbst. Und gib dich nicht mit dem ersten Ergebnis zufrieden. Verändere das Licht, nimm neue, andere Positionen ein. Lass dich überraschen.

Es ist eine Reise mit vielen Etappen.

Lass dich von deinen eigenen Bildern anregen. Nimm dich in einer neuen Intensität wahr. Bewundere dich. Wenn du willst, schäme dich. Aber zeige dich. Welche Körperteile nimmst du bewusster wahr? Was verändert das Bild vollständig, obwohl du selber scheinbar wenig änderst? Ist es dein Augenaufschlag? Oder der nach oben geschobene Stoff, der den Blick auf Verbotenes freigibt? Was verändert die Hand im Gesicht oder im Slip? Kleinigkeiten können eine spannende Intimität schaffen.

Das alles bist du. Mach dich mit dir und deiner Sexualität vertraut. Betrachte dich in deiner schamlosen Schönheit. Es steigert dein Selbstwertgefühl. Es gibt dir eine Ahnung davon, wie du auf das andere Geschlecht wirkst.

Die Kamera ist dein heimlicher Verbündeter.

Wenn wir beginnen die ersten Ängste zu überwinden, und die Kamera nicht als unseren Feind betrachten, der nur darauf aus ist uns auf die Anklagebank zu setzen, wenn wir verspielt damit umgehen, in dem Bewusstsein alles selbst kontrollieren zu können, werden wir auch mutiger werden. Jede Hemmung, jede Ernsthaftigkeit verdirbt dir den Spaß am Spiel. Sei albern, sei schüchtern, sei frivol. Spiele mit dir und deinen Posen. Durchsichtige Tücher, freche Unterwäsche, ein Bettlaken um die Problemzone, ein verruchter Augenaufschlag. Alles ist erlaubt. Und plötzlich wirst du entdecken, wie faszinierend es sein kann, den eigenen Körper erotisch zur Schau zu stellen. Selbstbewusst, lustvoll, frivol und doch voller Würde.

Die Fotos können schamlos direkt sein oder ganz subtil. Scheinbar zufällig wird etwas enthüllt. Wir tun, was uns gefällt. Und was uns weniger anspricht, wandert sofort in den Mülleimer des PCs. Zum ersten Mal können wir uns von hinten betrachten. So sieht also dein Hintern im Stehen aus. Im Liegen. Nach vorne gebeugt. So siehst du von oben aus. Und von unten. Züchtig und frivol. So also betrachtet dich dein Partner. So darf er dich sehen. Das zeigst du ihm von dir.

Es gibt eine Lust am Gesehenwerden.

Jeder Mensch möchte gerne gesehen werden. Aktfotos sind die intensivste und intimste Form des Gesehenwerdens. Jede dritte Frau zum Beispiel wünscht sich heimlich ebenfalls intime Fotos für ein Männermagazin zu machen.[7] Noch mehr träumen davon, intime Fotos von sich selbst zu besitzen. Nur die wenigsten wagen es tatsächlich. Dabei geht es gar nicht darum, sich so entblößt wie möglich abzulichten, sondern ein Gefühl für die eigene Nacktheit zu entwickeln. Durch den eigenen Akt bekommen wir vor allem eine Chance uns einmal ohne die ganzen Ängste und Vermeidungsstrategien zu betrachten, die uns den wahren Blick ständig negativ trüben. Man kann sich selbst entdecken. Und vielleicht feststellen: »Ich habe gar nicht gewusst, dass ich so schön sein kann.« Schönheit misst man nicht in Pfunden oder Umfang. Schönheit ist der Reiz, den du ausstrahlst, wenn du nackt bist und zu deiner Nacktheit stehst. Sobald man entdeckt, wie wundervoll es sich anfühlt, den eigenen Körper erotisch zur Schau zu stellen, kann man auch das tief verwurzelte Schamgefühl hinter sich lassen.

Aktfotografie ist Heilung der eigenen Weiblichkeit.

Es gibt sie noch, die Scham. Sie ist noch lange nicht vorbei. Egal wie aufgeklärt wir heute sind, egal wie dauerberieselt wir durch die Medien werden. Die eigene sexuelle Realität sieht ganz anders aus. Wenn man sich nackt betrachtet, macht man Kontakt mit seinen Niederlagen. Man schämt sich, anders zu sein, nicht mithalten zu können. Man schämt sich für seinen eigenen Körper, der vielleicht nicht mehr als schlank oder straff genug empfunden wird. Der Busen zu klein, zu groß, zu hängend, die Hüften zu ausladend oder zu schmal, der Po zu rund, zu flach. Es gibt immer etwas, wofür man sich schämt. Vor allem aber ist es der Genitalbereich, der von Unsicherheit besetzt ist. Wobei nicht nur ältere Frauen sich ihres Körpers schämen, auch junge Frauen sind voller Ängste, selbst wenn die gewagte Intimfrisur oder gar das Piercing etwas anderes vorzugeben scheinen.

[7] Gesellschaft für Erfahrungswissenschaftliche Sozialforschung (Gewis)

Aktfotografie ist daher auch eine Heilung der eigenen Weiblichkeit. Das Anerkennen von Frausein, ohne sich schuldig oder schlecht zu fühlen.
Sich mit dem eigenen entblößten Geschlecht vertraut zu machen, braucht Geduld und Vorsicht. Noch immer steckt ein tiefes Tabu in uns. Sich dort anzusehen, frei und gelöst, ist für viele nicht einfach. Meist hat man nicht einmal einen Namen dafür. Lieber versucht man »diese Gegend« zu umschreiben. Nicht umsonst heißen sie Schamlippen. Also soll man sich dafür schämen? Schämen bedeutet im ursprünglichen Sinne übrigens Schande. Das gibt dir ein ganz gutes Gespür dafür, woher wir kommen. Nicht immer ist es also einfach, sich dort mit einem unschuldigen und freundlichen Blick zu betrachten. Dieser geheimnisvolle Ort zwischen deinen Beinen kennt Freude und Lust genauso wie Trauer und Wut und Zurückgezogenheit. Oft gibt es Trauer über nicht Gelebtes, Wut über Erfahrenes und Rückzug als letztes Mittel sich zu retten.
Die schlimmste Erfahrung ist die der unerfüllten Sehnsucht. Solange du dich nicht selber als Frau in deiner ganzen Körperlichkeit angenommen und lieb gewonnen hast, wirst du immer verletzt auf andere Frauen starren, die sich bereits mit ihrer Weiblichkeit ausgesöhnt haben.

Erkenne, wie schön du sein kannst.

Entdecke auch diesen zarten Teil von dir. Hol ihn dir wieder zurück. Du bist schön. Du bist wunderschön in deiner Nacktheit. Versuche zu vergeben und nimm dich wieder an.

Warum fängst du nicht einfach einmal an? Suche dir einen Nachmittag oder Abend und fang an. Nur vom Lesen verändert sich dein Selbstwertgefühl nicht. Mach es dir gemütlich. Stell sicher, dass du nicht gestört werden kannst. Und beginne mit kleinen Schritten. Beobachte dabei deine Gefühle. Lass einfach alles zu, was kommt. Du wirst dich jedenfalls wundern, wie leicht ab einem gewissen Punkt alles gehen wird. Es ist eben immer nur der erste Schritt. Den aber musst du tun. Wenn du jetzt schon wüsstest, wie wunderbar es sich anfühlt sich selbst kennen und lieben zu lernen, würdest du das Buch augenblicklich zur Seite legen und mit dem Fotografieren beginnen. Also, fang an und überzeuge dich davon, wie schön du in Wahrheit bist.

Aktfotos können zu den intimen Geheimnissen eines Paares gehören
Bereits nach den ersten Schritten wird man entdecken, dass das Spiel mit der eigenen Sinnlichkeit Spaß und vor allem Mut macht. Man gefällt sich. Man mag sich so, wie man ist. Und das ist neben der artigen Hausfrau, der pflichtbewussten Mutter, der coolen Managerin oder der züchtigen Büroangestellten eine aufregende Erfahrung. Das Wesentliche an diesem Aktfotografieren ist, dass es unser Selbstwertgefühl aufwertet. Wir denken nicht mehr an Dellen, an einen zu dicken Bauch, an Cellulitis oder an ein Leistungsprogramm. Wir mögen uns, wie wir sind. Wir entdecken, dass wir so, wie wir sind, bereits anziehend und verführerisch wirken.
Und nun gehen wir noch einen Schritt weiter. Was, wenn ich einige dieser Bilder meinem Partner zeige? Oder sie ihm gar schenke? Er wird entzückt sein. Denn Männer haben große Freude am Zusehen. Und nun bekommt er mehr zu sehen, als er je zu hoffen wagte. Also, warum schicken wir unserem Liebsten nicht eine kleine sinnliche Aufforderung? Ja, wir sind ein frivoles Wesen und haben Lust. Lust auf unseren Partner. Warum es ihm nicht zeigen?
Wie wäre es mit einer erotischen Mail mit einem verheißungsvollen Foto von uns in halbbekleidetem Zustand und der frechen Frage »Was soll ich als Nächstes ausziehen?«
Ein Foto kann zu den intimen Geheimnissen eines Paares gehören. Es beweist nicht nur Mut zur eigenen Wahrheit, sondern zeigt auch das Vertrauen, das man seinem Partner entgegenbringt. Und keine Sorge: Männer betrachten den weiblichen Körper wesentlich unkritischer als Frauen selbst.

**So wie wir uns geben,
so werden wir gesehen.**

Wir kennen das von frisch Verliebten. Sie haben den Charme des Zauberhaften, weil sie geliebt werden. Und dadurch lieben sie sich selber. Man wird also durch den Geliebten so aufgewertet, dass man sich unter diesen Bedingungen selber in der sinnlichen Rolle sehen kann. Plötzlich nimmt man sich selbst den verruchten Part ab. In der langjährigen Beziehung dagegen scheinen der Alltag und die Normalität diesen Anteil in die Vergessenheitsecke gedrängt zu haben. Ja, das stimmt wohl. Aber nichts kann einen daran hindern, sie dort herauszuholen.
Warum nicht gleich den Fotoapparat dem Partner in die Hand drücken, mit dem sanften Angebot Model für ihn zu sein? Wie immer ist der erste Schritt der schwerste. Aber wir können uns sicher sein, alles andere geht von selbst. Denn unser Partner wird ebenso aufgeregt sein wie wir. Und vielleicht erinnern wir uns, so waren wir zu Beginn unserer Partnerschaft ebenfalls. Nervös und aufgeregt. Trotzdem brachten wir den Mut auf, uns lächerlich zu machen, nicht anzukommen oder nicht zu genügen.

Es macht Spaß sich nackt fotografieren zu lassen.

Wenn dich der Mut verlässt, dreh doch einfach den Spieß um und fotografiere deinen Partner. Es macht Freude sich gegenseitig zu entdecken. Es macht Spaß Blödsinn zu machen. Als Kinder haben wir auch gespielt. Warum nicht als Erwachsene? Lachen, albern sein, kichern, sich hemmungslos oder schamlos geben und sich entdecken ist ein wunderbares Spiel für Erwachsene.
Warum sich nicht beim Küssen fotografieren? Oder beim Lieben? Ob bei Kerzenlicht oder im Gegenlicht, ob direkt oder sinnlich versteckt. Probiere es aus. Was gewinnst du durch Zaghaftigkeit?

Das Aktfoto für Männer

All diejenigen von uns Männern, die sich beim Lesen des »Frauenkapitels« über die Aktfotografie genüsslich zurückgelehnt haben, weil sie das Gefühl hatten, diese Übung sei eine reine Frauensache, muss ich leider enttäuschen. Denn das Gefühl von Minderwertigkeit, vor allem von körperlicher, steckt genauso in uns Männern. Wenn wir auch glauben, es besser verstecken zu können.

Das wirst du spätestens dann feststellen, wenn du das vorangegangene Kapitel noch einmal liest. Nun aber mit dem Unterschied, dass du dich als Mann angesprochen fühlst, und mit dem Wissen, dass du die ganze Übung selber ausführen darfst. Warum ich das nicht gleich gesagt habe? Weil Frauen in diesen Dingen wesentlich offener und mutiger sind. Und Männer darüber gerne lesen, wenn es sie nicht selber betrifft. Es betrifft dich aber. Probier es mal aus. Und stell fest, wo überall deine Tabus liegen. Beim Aktfoto kommt für dich nämlich – neben dem Thema des mangelnden Selbstwertgefühls, das wohl jeden von uns angeht – noch ein Tabuthema hinzu. »Wer als Mann Aktfotos von sich selber macht könnte als schwul gelten.« Obwohl Homosexualität heute absolut gesellschaftsfähig ist und sich nicht nur Künstler, sondern auch Politiker ganz offen dazu bekennen, schlummert noch immer in den Köpfen der meisten Männer eine diffuse, aber große Angst in tiefster Seele nicht »normal« zu sein und vor allem nicht als »normal« zu gelten. Daher tut man alles, um vor seiner Umwelt nur ja nicht in diesen Verdacht zu geraten. Das bedeutet, ja, du darfst dich nackt zeigen, z.B. in der Sauna. Aber sobald du dich als schön empfindest, sobald du für dich selber vor dem Spiegel oder einer Kamera posierst, giltst du nicht mehr als männlich. Auch das ist eine Lüge, ein Vorurteil, eine moralische Begrenzung deiner Sexualität. Und dennoch hast du sie dir zu eigen gemacht.

Probier es also aus. Du wirst dich wahrscheinlich dabei lächerlich fühlen, peinlich berührt, aber nicht, weil du nackt bist, sondern weil du das wohlwollende Betrachten deines eigenen Körpers als »weibisch« oder »unmännlich« ansiehst. Du wirst vor allem dann mit der Angst als unmännlich angesehen zu werden, konfrontiert werden, wenn du befürchten musst, jemand anderes könnte diese Bilder entdecken. Wie peinlich ist dies vor allem dann, wenn du auf diesen Bildern erregt bist.

Willst du wirklich etwas über dich kennenlernen, dann lies einfach noch einmal das Kapitel über das eigene Aktfoto und komm mit

deinen eigenen männlichen Tabus in Berührung. Diese Tabus behindern dich ebenfalls in deiner sexuellen Freiheit. Wenn du sie aber einmal bewusst spürst – ohne ihnen bereits lange vorher auszuweichen –, wird sich dein ganzes Sexualleben ändern, da sich dein komplettes Selbstbewusstsein als Mann ändert.
Bist du mutig genug?

Wenn die Angst das Sagen hat – nicht nur für Männer

Es gibt Tage, da geht gar nichts. So was kann man verkraften.
Aber es gibt auch Nächte, da geht gar nichts. Dann entsteht Katastrophenstimmung pur. Wenn er nicht mehr seinen Mann »steht«, bedeutet das für die meisten Männer den Supergau. Das ist wie die rote Karte, Platzverweis, das absolute Aus. Im entscheidenden Moment zu versagen ist die größte Angst, die einen Mann befallen kann. Wenn ausgerechnet das hervorragendste Teil eben nicht mehr hervorragt, dann rauscht das Selbstwertgefühl in den Keller und man sucht alle Fehler der Welt bei sich. Man betrachtet sich als Versager, als Niete und fühlt sich nicht mehr als Mann. Und da »Mann« es gelernt hat, alles in sich hineinzufressen und zu schweigen, steht man plötzlich ganz allein in dieser Welt da. Ausgemustert, abgesondert, ohne Kontrolle über den eigenen Körper, im Erklärungsnotstand. Alles Überspielen, alle vorgeschobene Überheblichkeit hilft nichts mehr. Der Moment der Wahrheit kommt wieder; spätestens beim nächsten Mal im Bett mit der Liebsten. Beim nächsten Stelldichein bringt man die Furcht, dass es wieder nicht klappen könnte, also erst recht mit ins Bett. Hypernervös, übermotiviert, im gigantischen Dauerstress wirft der Körper das Stresshormon Adrenalin in die Blutbahn – nun sind wir für das Schlimmste bereit, zu fliehen oder zu kämpfen, aber gewiss nicht zu lieben. Den Versager im Hinterkopf, das Adrenalin im Blut, ist das Fiasko vorbestimmt, denn Adrenalin sendet Botenstoffe aus, die die Lust rapide ausbremsen. Was mit Sicherheit nicht steigt ist die Erektion.
Das Schicksal nimmt seinen Lauf. Und da Männer zu schweigen gelernt haben, schweigen sie hier erst recht. Anstatt mit dem Partner

zu reden und den Druck herauszunehmen, nimmt der Druck gehörig zu. Mag man sich anfangs vielleicht noch auf den stressigen Tag, den Alkohol, berufliche Sorgen oder eine Grippe herausreden, bei den nächsten Malen gerät man rasch in Erklärungsnot. Deswegen vermeidet »Mann« künftig diese missliche Situation lieber. Es ist besser keine Zeit für den Sex zu haben als wieder zu versagen. Die eigene Angst treibt einen also zu vorgeschobenen Überstunden, sportlichen Aktivitäten und Dingen, die einen fern vom eigenen Bett halten.
Hilfe sucht der Mann jedenfalls nicht. Zum Arzt geht er schon gar nicht. Lieber plagt er sich mit der Angst herum, es könnte etwas Organisches sein, als sich Klarheit zu verschaffen. Mit dem Partner reden? Und sich der Gefahr aussetzen, bemitleidet zu werden. Nein Danke! Lieber auf den Sex verzichten.
Die Folge davon ist oft, dass man innerhalb kürzester Zeit in eine saftige Depression rauscht. Aber auch das ist keine Hilfe, denn jede Form von Melancholie oder Selbstanklagen mindern die Lust und jegliche Medikamente gegen die Depression mindern die Potenz. War es anfänglich vielleicht noch ein Versehen, ein kleiner Schreck, eine Unpässlichkeit, nimmt das Ganze nun traumatische Formen an. Dabei kann der Auslöser oftmals winzig gewesen sein. Ein falsches Wort, eine Unsicherheit, der Gedanke nicht anzukommen kann genügt haben, den Supergau entstehen zu lassen. Ein normaler Mensch aber hat nun mal Launen, Sorgen, Ängste, ist gelegentlich verwirrt, müde, gereizt, überfordert, gelangweilt ... Diese Liste ließe sich beliebig lange fortsetzen. Du selbst kennst dich am besten und weißt, was alles passieren kann, sodass sich die Lust nicht einstellt. Und das ist völlig normal.
Unnormal ist es, sich daraus einen solchen psychischen Druck zu schaffen. Und der entsteht meist nur, weil wir nicht darüber reden. Aber die Scham und Schande und die Selbstvorwürfe sind oft so groß, dass man sich lieber abkapselt und sich von Freunden, Verwandten und erst recht dem eigenen Partner zurückzieht. Die gesamte Partnerschaft gerät dadurch in eine immer größere Schieflage. Man fühlt sich schuldig und minderwertig und verschweigt den wahren Grund. Natürlich leidet auch der Partner unter dem Verlust der Lebensqualität. Die meisten Frauen beziehen den Verlust der Erektion nämlich

auf sich und ihre sexuelle Attraktivität. Sie empfinden sich als nicht mehr begehrenswert und fühlen sich abgelehnt und ungeliebt.
Dabei könnte ein Gespräch darüber unglaublich befreiend wirken. Durch Reden enttabuisieren wir das Thema. Wir sprechen über unsere Gefühle, erfahren, wie das Ganze auf den Partner wirkt, und können wieder Nähe zulassen. Ohne Schuldzuweisungen, ohne Vorwürfe beginnen wir zu verstehen. Sehr oft sind die Ursachen rein psychisch. Sehr oft kommt es nur deswegen zu Versagensängsten, weil der eigene Anspruch viel zu hoch ist. Blockiert vom eigenen Druck lassen wir nichts Spielerisches mehr zu. Wir verkrampfen und wundern uns dann, warum sich da unten nichts mehr regt.

Verliert der Mann im Bett die Standfestigkeit, verliert er sein Urvertrauen.

6 Millionen Männer haben allein in Deutschland damit zu kämpfen. 6 Millionen Partnerschaften geraten in eine Krise, die manchmal gar nicht sein müsste, wenn man nur den Mut aufbringen würde, gemeinsam nach Lösungen zu suchen.
Nach Amerika ist Deutschland der zweitgrößte Abnehmer für Viagra. Natürlich gibt es organische Störungen und Krankheiten, oft aber sind die Auslöser für die Krise ganz klein und nur in unseren Köpfen zu suchen. Bei nur etwa 10 Prozent der Männer[8] unter vierzig liegen organische Störungen vor. Bei allen anderen sind die Gründe, warum »er« nicht will, ganz woanders zu suchen. Stress, Streit, fehlende Anerkennung, Gleichgültigkeit, Alltagsroutine und zu hohe Erwartungen, der ganz normale Alltag also. Hier hilft nur, gemeinsame Freiräume zu schaffen – und! sich dem Partner mitzuteilen.

Die Angst nicht zu genügen

Leider kämpft der Mann nicht nur mit der Angst nicht standhaft genug zu sein oder zu früh zu kommen. Daneben gibt es auch noch die Sorge, das liebste Stück könnte nicht groß genug sein, nicht dick oder

[8] Dr. Hartmut Post, Urologe, Hamburg

nicht imponierend genug. Und natürlich gibt es auch den beschämenden Gedanken, die Frau unserer Sehnsucht könnte woanders bereits wesentlich mehr Lust empfunden haben oder, was noch viel schlimmer wäre, sich heimlich danach sehnen. Viele Männer befürchten, der Frau allein anatomisch nicht zu genügen. Nicht umsonst steht in der Rangfolge der Sätze, die die meisten Männer im Bett am liebsten hören wollen, mit an erster Stelle: »Mein Gott, ist der groß!« Gleich nach: »Ich mag deinen Schwanz.« Und: »So gut war es noch nie.«
Das Selbstwertgefühl des Mannes entscheidet sich also mit dem Herablassen der Unterhose und den ersten Bekundungen des Liebespartners. Nirgends sonst ist der Mann so abhängig und verletzlich wie in diesen Momenten. Eine schlechte Erfahrung genügt meistens, um weitere nach sich zu ziehen. Das Gefühl der Minderwertigkeit und der Druck, der sich anschließend aufbaut, sind prägend für alle weiteren Liebesabenteuer.
Nur zur Beruhigung: Sieben Dinge sollte »Mann« immer im Kopf haben.

- Das Geschlecht der anderen Männer sieht meist besser bestückt aus, da der eigene Blickwinkel von oben auf das eigene Spielzeug es immer kleiner aussehen lässt, als es in Wahrheit ist.

- Wir haben nicht immer Lust. »Allzeit bereit« – das ist ein Märchen, das Männer zu sexuellen Marionetten macht.

- Eine Erektion ist nur ein kleiner Teil dessen, was zu erfüllendem Sex führt.

- Sollte es einmal passieren, dass man schwächelt, bloß kein Drama daraus machen. Erst das Drama beschwört ein wirkliches Drama herauf.

- Nur nicht unter Druck setzen. Frauen haben auch nicht immer Lust. Sie können es nur besser überspielen. Und sie haben keine »Messlatte«.

- Für 94 Prozent der Frauen[9] ist Einfühlungsvermögen das Wichtigste beim guten Sex. Das Gefühl rangiert weit vor der Leidenschaft und der Raffinesse.

- Und 74 Prozent aller Frauen[10] wünschen sich, dass er sie auch mal ohne »Orgasmusjagd« verwöhnt.

Partnerübung – Sinnlichkeit pur

Weniger ist manchmal mehr. Es gibt Übungen, die sind ungewöhnlich. Noch ungewöhnlicher sind die Ergebnisse. Willst du mit deinem Partner etwas Neues erfahren, lass dich einfach darauf ein. Warum nicht einmal etwas anderes ausprobieren? Etwas, was sich so anders anfühlt, dass man anfangs vielleicht peinlich berührt sein wird. Aber warum?

Das Einzige, was man vor der folgenden Übung vereinbart, ist, es zu keinerlei sexueller Handlung kommen zu lassen. Egal was geschieht. Egal wie erregend es wird. Und es wird erregend. Das ist das, was ich dir mit Sicherheit jetzt schon versprechen kann.

Schafft eine angenehme Atmosphäre. Kerzen, sanftes Licht, vielleicht leise Musik. Zieht euch langsam aus, nehmt euch in den Arm, haltet euch, seht euch an, streichelt euch, aber lasst es dabei zu keiner sexuellen Handlung kommen. Ihr solltet auch kein Wort wechseln. Sprache lenkt jetzt nur von den Gefühlen ab. Macht dies mindestens 20 Minuten lang. Kuschelt, küsst euch, ohne jeglichen Druck. Mal ist der eine aktiv und der andere empfangend, mal umgekehrt, mal sind beide gebend und nehmend. Spürt einfach nur die Nähe und Geborgenheit. Spürt die Vertrautheit, die entsteht, wenn es nur darum geht sich entspannt und frei von jeglicher Forderung im Arm zu halten. Schon nach kurzer Zeit geschieht etwas sehr Wundervolles. Euer Atem gleicht sich an, bis ihr beide ganz unbewusst zu einem gemeinsamen Atemrhythmus gefunden habt. Ihr braucht es nicht zu beeinflussen oder zu steuern. Es wird einfach so geschehen. Kurz darauf

[9,10] Gesellschaft für Erfahrungswissenschaftliche Sozialforschung (Gewis)

geschieht noch etwas. Ihr werdet euch auf ganz eigene Weise vertraut und erfahrt eine völlig neue Innigkeit. All das, was wir so oft beim Sex vermissen, Nähe und tiefe Verbundenheit, können wir durch diese einfache Übung erfahren und in unsere Beziehung zurückholen. Es geht nicht mehr darum, Stellungen durchzuhecheln, genügend feucht oder hart zu werden, es geht nur darum, die Nähe des anderen zu erfahren. Wortlos. Ohne zu kommentieren. Wenn ihr wollt, könnt ihr euch anschließend darüber austauschen. Doch versucht während der Übung auch keine innere Liste von Kommentaren zu führen. Alles Wichtige wird euch danach im gemeinsamen Gespräch wieder einfallen.

Während der sinnlichen Übung sollte nichts gesprochen werden. Während dieser zwanzig Minuten spürt ihr nämlich hauptsächlich eure Liebe, den Sinn eures Zusammenseins und natürlich eure Erregung, die keine schnelle Entspannung findet.

Wollt ihr dieses Gefühl steigern, wollt ihr den Sex wieder neu und aufregend gestalten, haltet diese Übung eine Woche lang durch. Jeden Tag zwanzig Minuten, nackt den Partner haltend, ohne es dabei zum Sex kommen zu lassen.

Bei dieser Übung ist das Reden erstmal ausgeklammert. Doch das sollte man bitte nicht auf das Alltagsleben und insbesondere den Sex übertragen, dort gehört das sich Austauschen unbedingt dazu. Wie eine Freundin mir einmal spaßeshalber mitteilte: »Der wahre G-Punkt sitzt bei den Frauen in den Ohren.« Die Ohren sind für Frauen nämlich das, was für Männer die Augen sind.

Zärtliche Liebesworte flüstert man übrigens am besten ins linke Ohr, denn das führt auf direktem Wege ins Emotionszentrum.

6

Der schnellste Weg zu gutem Sex: reden, reden, reden

Wie gerne hören wir zartes Liebesgeflüster in einem Film. Wir tauchen in die Charaktere ein und fühlen mit. Jedes sanfte Liebesgeständnis bringt uns zum Schmelzen. Unterhalten sich zwei Menschen über ihren Sex, finden wir es ebenso amüsant wie anregend. »Sex and the City« war auf der ganzen Welt ein Erfolg. Vier Frauen unterhalten sich über ihren Sex. Über Sex zu reden macht Spaß und ist ebenso sinnlich, wie es anschließend selbst zu treiben.

Sex ist Genuss – darüber zu reden erst recht.

Ein erotisches Zwiegespräch ist also durchaus lustvoll. Zumindest für die anderen. Wir selbst sind nicht gewöhnt eins zu führen.
Man weiß inzwischen, dass der gemeinsame Wortschatz von Paaren in den ersten zehn Jahren ihrer Beziehung um 75 Prozent nachlässt. Das bedeutet, am Anfang haben wir uns noch mitgeteilt. Als es uns leicht fiel. Als alles noch unkompliziert war. Wenn wir allerdings am Anfang unserer Beziehung nicht über unser Liebesleben gesprochen haben, sondern ausschließlich über andere Dinge, fehlt uns nun natürlich nicht nur die gemeinsame Erfahrung uns über Sex auszutauschen, sondern es ist ungleich schwerer jetzt damit zu beginnen. Wollen wir nach vielen Jahren beginnen über unser Liebesleben zu reden, wird es mit Sicherheit nicht mehr besonders hoffnungsvoll, euphorisch und positiv sein, sondern wir können damit rechnen, dass es nun ums »Probleme wälzen« geht. Wir glauben, dass jedes Gespräch über Sex nichts anderes als Kritik an unseren Aktionen

oder Unterlassungen sein dürfte. Jede Anregung wird als massive Kritik ausgelegt. Über Sex zu sprechen ist also zumindest in der eigenen Beziehung mit Sicherheit extrem unerotisch. Und gerade weil wir dies so erwarten, führt solch ein Gespräch auch meist zum Streit, zu offenen Missverständnissen und zu weiteren Verletzungen. Denn nachdem wir nun so lange geschwiegen und gute Miene zum ungenügenden Spiel gemacht haben, hat sich ziemlich viel angestaut. Wir alle kennen das, wenn man nicht gleich etwas sagt, wird es immer schwieriger. Irgendwann steht eine solche Mauer an Nichtgesagtem zwischen uns und dem Partner, dass man sie fast nicht mehr überwinden kann.

Gerade weil wir es nicht gewöhnt sind, erfordert es am Anfang ziemlich viel Mut sich zu öffnen und die ersten Worte zu finden. Vor allem, da uns ja eigentlich nicht die Neugier oder Freude auf Neues treibt, sondern unsere Unzufriedenheit. Schließlich zeigen wir einen Teil von uns, den wir bisher vorgaben nicht zu besitzen, den wir beharrlich geleugnet haben. Haben wir unseren Partner also in gewisser Hinsicht betrogen? Und wird er es uns nicht vorwerfen? Wir müssten ja zuerst bekennen, dass wir ihm bisher etwas vorgetäuscht haben.

Alles, was wir also anfänglich vorschlagen, wird mit Sicherheit nicht nur auf Misstrauen stoßen, weil wir schließlich Grenzen und Tabus unseres Partners berühren, sondern auch auf die ernüchternde Erkenntnis, dass unser bisheriger Sex gar nicht so toll war, wie wir bislang behauptet haben, und dies bedeutet, dass unser Partner uns im Bett nicht wirklich genügt. Ein ziemliches Pfund, was er da verdauen muss. Wir brauchen uns nur einmal vorzustellen, wie das für uns wäre, wenn unser geliebter Partner, den wir auf keinen Fall verlieren wollen, zu uns sagt: »Das im Bett mit dir ist ja nicht so erste Sahne.« Wir würden in den Schock gehen, vielleicht auch wütend werden. Wir würden uns minderwertig fühlen, unsere Männlichkeit oder Fraulichkeit anzweifeln und befürchten, dass unser Partner sehr bald das Weite suchen wird. Nach außen hin würden wir uns natürlich verteidigen. Wir würden unseren Partner vielleicht als sexsüchtig beschimpfen, als unersättlich oder ihm vorwerfen, dass es auch uns im Bett schon lange keinen Spaß mehr macht. Was dann kommt, kennen wir alle. Verletzungen und Worte, die wir eigentlich nie aussprechen wollten.

Und trotzdem – gerade wenn der Rausch der ersten Liebe nachlässt, benötigen wir die Sprache, um uns die Lust an der Lust zu erhalten oder zurückzuholen. Beide Partner müssen mit der Enttäuschung der nachlassenden Intensität umgehen lernen. Wenn wir uns darüber nicht austauschen, entstehen nonverbale Verletzungen.

Nirgends sind wir so verletzlich wie im Bett.

Jeder bezieht den Rückgang der Lust auf sich und fühlt sich verletzt und abgewiesen. Und schnell sind wir in einer Spirale, die niemals zu entstehen bräuchte, wenn wir es schaffen würden, auch über unseren Sex zu kommunizieren. Viele von uns verschenken wohl die schönsten und aktivsten Jahre ihres Lebens, weil sie beharrlich schweigen.

Gedanken sind eine schlechte Bedienungsanleitung

Die meisten gehen davon aus, dass guter Sex einfach so passiert. Man muss sich nur ausziehen, und wenn beide über genügend Erfahrung verfügen, wird schon das Richtige passieren. Leider ist das nicht der Fall. Denn obwohl vielleicht beide über die Fähigkeit verfügen bombastischen Sex zu geben und zu nehmen, muss es nicht dazu kommen, weil schlichtweg keiner weiß, was der Partner unter bombastischem Sex versteht. Es gibt mit Sicherheit ebenso viele Unterschiede in den Vorlieben, wie Überschneidungspunkte. Aber nur wenn man all die lustvollen Gemeinsamkeiten herausfindet, können beide gigantischen Sex erleben. Ansonsten gibt es viele Missverständnisse, Überforderungen und Verletzungen. Also wäre es wohl ganz wichtig, darüber zu reden. Aber leider bringen wir das meist nicht fertig.

**Das Besondere an der sexuellen Kommunikation ist,
dass sie meist ohne Worte stattfindet.**

Bei allem quatschen wir uns den Mund fusselig, nur beim Sex finden wir seltsamerweise andere Mittel uns mitzuteilen. Durch Gesten, durch Laute und durch das Bekunden von Lust zeigen wir, was wir bevorzugen und was wir ablehnen, was wir als guten oder als schlechten Sex empfinden, ob wir lieber aktiv oder passiv sein möchten, ob wir lieber spielerisch oder ernst miteinander umgehen wollen. Obwohl Sex für uns so wichtig ist, kommunizieren wir gerade dort ohne zu reden und versuchen durch Zeichensprache und abenteuerliche Lautmalereien unseren Partner auf den richtigen Weg zu führen.
Wir stellen auf diese seltsame Weise die wichtigsten intimen Regeln auf, die es nicht zu überschreiten gilt. Wir vereinbaren zum Beispiel, wer das Zeichen zum Start gibt, an welchem Ort der Sex stattfinden soll und welche Orte nicht erwünscht sind, in welcher Reihenfolge wir mit dem körperlichen Kontakt beginnen, welche Praktiken zugelassen werden und durch welche Zeichen schließlich beide wissen, dass die sexuelle Phase nun wieder beendet ist. Dies alles hat sich meist völlig nonverbal eingespielt. Meist genügte bereits der zarteste Hauch, die kleinste Andeutung, die leichteste Berührung, ermunternd oder herabwürdigend, damit klar wurde, welcher Griff ungezogen war und welcher erwünscht.

Es gibt klare Vereinbarungen, ohne jemals darüber gesprochen zu haben.

Aber Körpersprache ist immer auch mehrdeutig und missverständlich. Genau genommen muss der Partner interpretieren. Schließlich ist der Gesichtsausdruck beim Liebesspiel oft ganz ähnlich verzerrt, als hätte man Schmerzen. Was ist aber, wenn es wirklich weh tut. Ist das laute Stöhnen Lust oder nur unangenehm? Liegt der Partner so verdreht, weil dies seine Art ist zu genießen oder weil er es anders nicht mehr aushält? Der Gesichtsausdruck: »Ich hoffe, dass es schnell vorbeigeht«, kann interpretiert werden als: »Ich lasse mir Zeit, weil es dem Partner so gefällt.«

Versuche nicht, seine Gedanken zu lesen.

Jeder glaubt zu wissen, was der andere will. Dabei können wir aber auch völlig daneben liegen, weil wir gedanklich doch nur das zulassen, was in unserer Erfahrung und innerhalb unserer Moralvorstellungen liegt. Und während wir selbst es nicht einmal schaffen den Mund aufzumachen, hoffen wir, dass uns der Partner die Wünsche von den Augen abliest. Wir wollen, dass unser Partner spürt oder errät, was wir genau in welchem Moment brauchen oder wünschen. Noch besser wäre es, wenn er Dinge tut, auf die wir noch gar nicht kamen, die aber überraschenderweise genau richtig und zum besten Zeitpunkt kommen und uns in unerwartete Höhen führen.

Wir hoffen also, dass unser Partner für uns herausfindet, was uns gut tut.

Unser Partner soll also bitteschön Gedankenleser sein, der unsere unausgesprochenen Botschaften richtig erkennt, und er soll hellseherisch im Voraus wissen, was uns gut tut. Auf diese Weise werden wir aber nur selten guten Sex erfahren. Denn so funktioniert guter Sex eben nicht. Schon gar nicht auf Dauer. Denn mit der Zeit verändern sich die Rahmenbedingungen. Man wird mutiger. Will Neues, Unbekanntes erforschen. Aber wie will man das alles »nonverbal« mitteilen? Wie will man nun stillschweigend Neues zulassen oder einführen? Gerade das Nicht-darüber-Reden macht es nun so schwer, aus den eingefahrenen Ritualen wieder herauszukommen. Deswegen gibt es nur diesen Weg:

Durch reden wird das Liebesleben reicher.

Frag doch einfach, vielleicht bekommst du es ja

Wir gehen davon aus, wenn der Partner uns wirklich liebt, so muss er erraten können, was wir wünschen. Aber das ist ein Trugschluss. Wenn wir nicht fragen, zeigen wir nur, dass wir der ganzen Sache nicht trauen. Wir vertrauen nicht, dass unser Partner mit Liebe und

Verständnis unserer Sehnsucht entgegenkommt. Wir fürchten unser Gesicht zu verlieren. Aber welches Gesicht? Genau genommen fürchten wir uns davor unsere Masken ablegen zu müssen. Das Bild von Bedürftigkeit passt vielleicht nicht in das Bild, das wir von uns gebaut haben.

Warum nicht in einem wunderbar einfühlenden Gespräch über die eigene Sexualität sprechen. Den anderen in einer stillen Stunde wirklich kennen lernen. Sehr oft hat der Partner Gründe gewisse Dinge nicht zu tun. Zweifel, Ängste, Unbehagen. Er liebt uns, also verweigert er nicht aus Leichtfertigkeit unsere Wünsche. Oft sind gewisse Dinge für den Partner neu. Er hat eine andere Geschichte als du, andere Erfahrungen. Es gibt vielleicht Berührungsängste, Scheu die bisher gemachten Erfahrungen zu erweitern. Dann sprecht über diese Ängste. Das Sprechen über die eigenen Ängste schafft Nähe und Vertrauen. Vor allem aber Verständnis. Und Erleichterung. Von nun an muss nichts anderes vorgeschoben werden. Beide dürfen endlich mit der offen gelegten Wahrheit umgehen. Die Wahrheit ist, im Bett gibt es auch Ängste und Misstrauen. Wir wissen das von uns. Selbst wenn wir es meist zu übertünchen versuchen. Wir wissen, dass unser Partner ebenfalls Ängste haben dürfte. Auch wenn wir nichts davon wissen wollen. Dennoch sind sie da. Werden sie nicht ausgesprochen, so erzeugt das Distanz und Unverständnis.

**Wenn Sex sich entwickeln soll,
kommt man nicht daran vorbei, darüber zu reden.**

Als Frau sollte man aber bedenken, Männer tun sich wesentlich schwerer über Gefühle zu reden. Dementsprechend tun sie sich erst recht schwer, mit einer gewissen Leichtigkeit und ohne Schuldzuweisungen über ihren eigenen Sex mit dem Partner zu reden. Sex hat für sie am besten einfach stattzufinden. »Reden verkompliziert nur alles«, ist die gängige Meinung. Dahinter steht aber nur die männliche Hilflosigkeit über Sex zu kommunizieren. Frauen haben es da leichter. Eigentlich. Hätten sie nicht einen Mann als Gegenspieler, der beim Satz: »Schatz, lass uns mal reden«, sofort mauern würde. Aber das ist normal so. Männer haben es nicht gelernt über Gefühle zu reden oder sie gar zu zeigen. Dies betrifft natürlich nicht alle, aber es zeigt einfach noch immer, welche Erziehung wir genossen haben. »Ein Mann weint nicht.« »Ein Mann zeigt keine Gefühle.« »Was uns hart macht, macht uns stark.«

Daher wird ein Gespräch über Sex auch immer verschiedene Ansätze haben. Einen männlichen und einen weiblichen. Einen leistungs- und einen gefühlsorientierten. Letztendlich liegt aber auch darin die Spannung. Beides zuzulassen. Gleichberechtigt zuzulassen.

Wer auf Dauer guten Sex haben will, muss darüber kommunizieren. Reden und vorurteilsfrei zuhören bedeutet aber noch lange nicht, uns auf alles einzulassen. Wir müssen noch lange nicht Dinge tun, die uns nicht gefallen. Aber wir sollten darüber sprechen. Offen und ehrlich. Ohne zu bewerten. Ohne Schuldzuweisungen. Wenn wir nicht darüber reden, kann unser Partner unsere Gedanken nicht nachvollziehen. Er kann uns nicht verstehen. Und er wird nie erfahren, was wir stattdessen gerne täten. Er erhält keine Chance uns nahe zu kommen. Wenn wir unsere Wünsche nicht mitteilen, bekommen wir sie nicht erfüllt.

Wovor haben wir Angst? Wir werden geliebt. Unser Partner will das Bett mit uns teilen. Er verzichtet auf vieles, weil er uns nicht verletzen möchte. Er sehnt sich nach vielem, was er von uns nicht bekommt. Na und? Das ist so. Das ist in jeder Beziehung so. Das ist noch lange kein Grund, nicht mehr an seinem Leben teilzunehmen. Alle Erfahrungen, die er bisher gemacht hat, haben ihn zu uns geführt. Warum geben wir ihm nicht das Beste, zu dem wir fähig sind?

Wenn wir ehrlich sind, wenn wir uns auch in unserer Verletzlichkeit und Zaghaftigkeit zeigen, in unserer Schwäche, dann haben wir die Möglichkeit Nähe zu erfahren, weil wir verstanden werden. Wir müssen nicht vorgeben die Tollsten und Unschlagbarsten zu sein. Nur um dem anderen vorzumachen, wir wären es, lassen wir keine Kritik zu und ziehen uns bei dem ersten angedeuteten Änderungswunsch beleidigt und verletzt in unser Schneckenhäuschen zurück. Unser Partner will mit uns vielleicht Neues probieren. Nur mit uns traut er sich das. Warum sollte er uns nicht zeigen, was ihm gut tut? Warum

sollten wir beharrlich bei dem bleiben, was er nicht wirklich bevorzugt? Warum öffnen wir uns nicht zumindest für neue Ideen? Was haben wir zu verlieren? Vorbehalte. Begrenzungen. Und letztendlich unseren Partner. Den aber werden wir mit Sicherheit verlieren, wenn wir seine wahren Bedürfnisse zu Tabuzonen erklären, weil wir nicht fähig sind damit umzugehen.
Die Hälfte aller Frauen würde fremdgehen, wenn er kaum noch Augen für sie hat oder sich gehen lässt, es nur noch Streit gibt und! – wenn der Sex nicht mehr stimmt. Für viele mag schlechter Sex besser sein als gar keiner. Mehr als 50 Prozent aller Frauen[11] wären aber nicht dagegen, einmal nachzusehen, ob sich ein anderer nicht mehr Mühe gibt. Kommt es schließlich zur Sexverweigerung, was übrigens nicht nur eine weibliche Domäne ist, zeigen sich Frauen sehr selbstbewusst. Dann sind sie durchaus bereit, ihre Reize woanders in Erscheinung zu bringen.

Nicht reden ist der erste Schritt zur Trennung, innerlich oder endgültig.

Wie beginnt man ein erotisches Gespräch?

Eigentlich ist der *erste Schritt* ganz einfach. Wir alle lieben Komplimente. Durch Lob und Anerkennung werden wir offen und zugänglich. Also warum nicht zuerst das sagen, was wir an unserem Partner so alles mögen, was uns besonders anmacht und warum er für uns so interessant ist. Wollen wir also wieder Freude ins Bett bringen, gilt es, sich die Dinge ins Bewusstsein zu holen, die Spaß machen, und sie ins Gespräch zu bringen.
Bevor wir daher mit neuen Ideen ins Haus fallen, sollten wir uns erst einmal im Loben üben. So banal das klingt, so schwer ist es für manche. »Du hast gut gekocht«, oder »ich mag, wie du Auto fährst«,

[11] Gewis-Umfrage für die Zeitschrift »Für Sie«

geht uns vielleicht gerade noch über die Lippen, aber »ich mag es, wie du mich anfasst«, »mir gefällt es, wenn du auf mir sitzt«, fällt uns schon wesentlich schwerer. Vor allem, wenn wir noch detaillierter mit Worten in die Sache eintauchen sollen. Deswegen sollte man, bevor man neue Dinge einführen möchte, erst einmal versuchen sich gegenseitig zu sagen, was man bisher an seinem Partner im Bett so alles mag. So führen die ersten Worte zumindest auf angenehme Weise wieder in die Beziehung ein. Wir beginnen wieder zu reden. Und reden lässt uns wieder teilnehmen.

Wie schafft man es nun, über neue Dinge zu reden?

Hat man lange nicht mehr über seinen Sex gesprochen, ist der beste Weg damit zu beginnen, es auf indirekte Weise zu tun. Dies nimmt dem Ganzen die gewisse Dringlichkeit. Man kann zum Beispiel über einen Film, ein Buch oder einen Artikel in einer Zeitschrift reden. Gerade dafür eignen sich die Frauenzeitschriften bestens. Immer wieder findet man dort kleine erotische Inspirationsquellen, mit anmutigen Fotos und kleinen Geschichten. Auf diesem indirekten Weg lässt sich ziemlich schnell die Reaktion des Partners ablesen, ohne dass man sich zu weit vorwagen muss. Würde ihm so etwas auch gefallen? Ist er verunsichert? Oder macht es ihn an?

Beginne dich sanft zu zeigen. Sag, wie du das Bild oder den Film empfindest. Ein Lächeln, ein Blick, ein zartes Zugeständnis, eine in den Raum gestellte vage Möglichkeit öffnet vielleicht Türen oder zeigt dir, dass es da wenig Gegenliebe gibt.

Wem das immer noch zu schwer fällt, der kann auch einfach den »heißen« Artikel in der Zeitschrift offen bei sich herumliegen lassen und nicht schnell verstecken, als würde er auf frischer Tat ertappt. Dies ist ebenfalls eine Art von Kommunikation. Wir zeigen unser Interesse für etwas. Und falls das Gespräch darauf fällt – früher oder später wird es darauf fallen – haben wir eine gute Möglichkeit ganz offen, mit aller Leichtigkeit – auch wenn uns das Herz im Halse klopft – mitzuteilen, dass uns so etwas auch mal reizen würde. Irgendwie törnt uns das an. Wir wissen noch nicht genau warum, aber da ist etwas, was ein Kribbeln verursacht. Vielleicht ist das ganz doof, aber vielleicht ist es auch ganz spannend. Was meinst du? Vielleicht sollten wir mal so was ausprobieren. Mit dir würde ich mich das trauen.

Falls man auf Ablehnung stößt, sollte man nicht gleich aufgeben. Sich nicht gleich verletzt zurückziehen. »Ich werde ja doch nicht verstanden. Ich bekomme ja doch nie, was ich will.«

Besser ist es, jetzt, wo man bereits seinen Wunsch geäußert hat, weiterhin den Artikel oder das Buch mit sich herumzuschleppen. Ganz offen. Jetzt endlich ist dieser Anteil unserer Sexualität in der Beziehung. Jetzt werden wir doch nicht diesen Anteil sofort wieder vergraben und unterdrücken. Wir haben gezeigt, was wir sonst noch so im Bett mögen und diese Vorliebe ist Teil unserer Persönlichkeit. »Das bin ich. Wenn du es nicht machen magst, ist das auch in Ordnung. Dennoch beschäftige ich mich gerne mit dem Gedanken. Ich spiele mit dieser Fantasie. Manchmal auch wenn ich alleine bin.«

Wenn wir uns weiterhin damit beschäftigen, wie mit einem Lieblingsroman oder einer Fernsehserie, findet es in unserer Beziehung statt. Ohne Druck auszuüben, können wir darüber reden und nehmen mit der Zeit unserem Partner vielleicht sogar die Angst davor. »Dass mir so etwas gefällt, daran ist nichts Schlechtes. Es ist genauso gut wie der Sex, den wir haben. Es ist nur eine Variante, eine Bereicherung. Ich bin jedenfalls ziemlich heiß darauf, es mit dir auch mal so zu machen. Ich bin aber auch heiß, es mit dir wie immer zu machen. Ich will es nur nicht verdrängen, weil wir sonst beide unzufrieden sind. Hast du denn keine geheimen Wünsche? Gibt es nichts, was du gerne mit mir machen würdest?«

Ganz wichtig dabei ist, dem Partner das Gefühl zu geben, dass man darauf natürlich nur Lust mit ihr oder ihm hätte und mit niemand anderem auf der ganzen Welt. Aber versuche nichts zu erzwingen. Zwang schmälert die Bereitschaft und vor allem die Liebe. Druck verhindert Hingabe. Gehe in allem behutsam vor.

Zeige, was dir gefällt.
Aber respektiere dabei
die Gefühle deines Partners.

Wenn der Partner sich unter Druck gesetzt fühlt und glaubt, dass er das jetzt machen muss, wird er keine Freude daran haben. Vielleicht tut er es, weil er dich nicht verlieren möchte. Aber Spaß und Spannung wird sich im Bett nicht aufbauen. Nichts ist trennender als Dinge zu tun, die man nicht möchte. Danach werden beide sich einsamer fühlen als zuvor. Vor allem deshalb sollte man versuchen, der Dringlichkeit und der Ernsthaftigkeit nicht so viel Raum zu geben. Es geht um etwas, was Spaß machen soll.

Beim Sex gibt es kein Recht haben.

Wenn man sich als Retter des ehelichen Sexlebens aufspielt oder glaubt das Allheilmittel gegen die Langeweile gefunden zu haben, wird man nicht weit kommen. Es geht darum, einfühlsam auf die Wünsche und Möglichkeiten des Partners einzugehen. Nicht sofort Antworten zu haben und durchaus auch Fragen offen stehen zu lassen. Vieles braucht einfach Zeit. Vor allem wenn es um so tief greifende und emotionale Themen geht.
Wenn man nicht gewohnt ist über seinen Sex zu reden, ist es anfangs immer am besten einen neutralen und entspannten Ort dafür zu wählen. Ein romantisches Essen in einem wundervollen Restaurant zum Beispiel. Ein verliebter Blick, ein charmantes Lächeln und dann, warum nicht einfach mal fragen, was dem Partner so alles gefällt, wenn wir es mit ihm treiben. Was magst du eigentlich besonders gerne? Was genau macht dich heiß? Was erregt dich? Welche Fantasien törnen dich eigentlich an?

Das Spiel für Mutige

Nimm dir Zeit. Suche dir ein ruhiges Wochenende aus und sieh dir noch einmal dein Sexprofil an. Überlege dir, was davon du gerne mit deinem Partner machen würdest. Was könntest du dir vorstellen ihm zu offenbaren? Schreibe deine wahren Wünsche auf. Du musst sie zunächst niemandem zeigen. Schreibe, was du gerne tun würdest,

wenn du nur an dich denken dürftest. Sei dabei vollkommen egoistisch. Je verbotener, geheimer, frivoler der Wunsch ist, umso besser. Schau auch, ob das noch die gleichen Wünsche und Vorlieben sind wie in der ersten Tabelle oder ob sich hier etwas verändert hat.
Stecke jeden Wunsch in einen Briefumschlag und klebe ihn zu.
Die Umschläge tragen die Titel:

Für diesen Wunsch schäme ich mich.
Diesen Wunsch würde ich gerne verwirklichen.
Diesen Wunsch würde ich dir normalerweise nie gestehen.
Diesen Wunsch finde ich ganz schön mutig von mir.

Finde eigene Titel. Was ist dein Gefühl zu deinem jeweiligen Wunsch?

Beobachte einfach, wie es dir geht, wenn du dich ernsthaft mit dem Gedanken befassen sollst, diese kleine Liste zu erstellen. Und wie geht es dir, wenn du diese Wünsche auch noch deinem Partner zeigen sollst? Bist du dazu überhaupt bereit? Und wenn nein, warum nicht? Ist bereits zu viel passiert? Hast du aufgegeben? Willst du weiterhin aufgeben? Soll dein Leben immer mehr in die Sackgasse deiner Gefühle laufen?
Und dein Partner, soll er sich immer isolierter fühlen? Soll er weiterhin vermeiden mit dir ins Bett zu gehen? Möchtest du weiterhin Seite an Seite, verloren und einsam einschlafen? Ihm geht es sicherlich wie dir. Auch er wartet nur auf ein Zeichen, wieder zum Leben erwachen zu dürfen.
Und natürlich können wir davon ausgehen, wenn es uns schon so schwer fällt darüber zu reden, wird es unserem Partner nicht gerade wesentlich leichter fallen. Sonst hätte doch er schon lange vor uns darüber gesprochen. Denn eins sollte uns klar sein. Wenn wir nicht wirklich zufrieden sind, ist es unser Partner auch nicht. Er spürt genauso wie wir, dass der gemeinsame Sex nicht wirklich erfüllend ist. Genauso wie uns fehlt auch ihm etwas. Aber was?

Wenn wir nicht darüber reden,
werden wir es nie erfahren.

Vielleicht bittest du deinen Partner also, dass er ebenfalls seine Wünsche in verschiedene Umschläge steckt und sie verschließt. Aber ihr einigt euch darauf, diese Briefe nicht zu öffnen. Nicht bevor ihr nicht beide bereit seid sie euch gegenseitig vorzulesen. Doch lasst euch Zeit. Lasst die Umschläge mindestens eine Woche verschlossen. Und haltet für euch beide offen, ob ihr sie euch überhaupt zeigen werdet. Verabredet einen Termin, wo ihr euch treffen wollt. Mit verschlossenen Umschlägen. Und euren geheimen Wünschen. Die ihr deswegen noch lange nicht offen zu legen braucht.

Und beobachte einmal, was sich bereits in dieser Woche alles ändert. Es gibt Neugier, es gibt Angst, es gibt Ungewissheit, es gibt Kribbeln. Es gibt die Furcht davor, was der andere sich wünschen könnte. Es gibt Sorge, wie der eigene Wunsch aufgenommen werden wird. Es gibt Wut, es überhaupt zugelassen zu haben. Es gibt den festen Vorsatz, seinen Umschlag nicht zu öffnen. Es gibt also jede Menge Gefühle. Gefühle, die schon lange nicht mehr stattgefunden haben. Redet darüber, für welche Umschläge ihr euch interessieren würdet. Wenn ihr euch tatsächlich entscheidet, euch gegenseitig den einen oder anderen Wunsch zu offenbaren, zeigt das, wie sehr ihr euch vertraut und bereit seid, an eurer Beziehung zu arbeiten. »Ich zeige dir jetzt ein Geheimnis von mir, weil ich dir vertraue. Und weil ich weiß, dass du mir vertraust. Ich brauche dein Vertrauen, weil es viel Mut erfordert es dir zu sagen. Es ist kein Zeichen meiner Unzufriedenheit in unserer Partnerschaft und es sagt nichts aus über die Liebe, die ich für dich empfinde. Im Gegenteil, gerade weil ich dich liebe, möchte ich, dass du mich so zu sehen bekommst, wie ich wirklich bin. Es ist keine Forderung an dich. Du musst nicht zustimmen, du kannst ganz anderer Meinung sein. Ich will mich nur nicht länger verstecken. Ich will einfach nur, dass du es weißt. Und dass es unser Geheimnis bleibt. Für immer. Und vielleicht

bringst du auch den Mut auf, dich mir zu zeigen. Ich vertraue dir. Ich liebe dich.«
Fangt mit lächerlich kleinen Dingen an, die ihr euch wünschen würdet. Und entscheidet danach jedes Mal neu, ob ihr weitere Umschläge aufmachen wollt. Öffnet auch nicht alle Umschläge. Haltet die Spannung und Neugier der intimen Wünsche für mehrere Tage oder Wochen.

Und ganz wichtig: Wenn du einen Wunsch erfährst, bewerte nicht. Höre einfach nur zu. Versuche nicht, es durch Angriffe zu minimieren. Versuche nicht sofort, dir auszumalen, welche Bedeutung es künftig für dich haben wird.
Wie mutig es ist, seinen Wunsch zu offenbaren, zeigt sich alleine daran, dass man diesen Wunsch bereits Jahre verschwiegen hat.

Wer über seine Wünsche offen sprechen kann,
hat bereits die Tür zum guten Sex weit geöffnet.

Vielleicht gibst du deinem Partner dieses Kapitel zu lesen oder ihr lest es gemeinsam. Frag ihn, was er von diesem Kapitel hält. Beziehe ihn ein. Das entlastet dich ungemein. Und es ist ein wunderbarer Einstieg in die Kommunikation.

7

Fantasien sind der Schlüssel zu aufregendem Sex

Wer sich liebt, der liebt sich auch im Bett zärtlich, sanft, kuschelig, angepasst, artig und zuvorkommend und natürlich dem Partner zum Gefallen. So stellen wir uns die Liebe vor.

Was macht man aber, wenn man andere Sehnsüchte hat? Geheime, verbotene Sehnsüchte? Obwohl man in einer wundervollen Beziehung ist? Die eigenen Fantasien können die Vorstellung von einem selbst manchmal gehörig durcheinander bringen. Denn meist stellt man sich Dinge vor, die man im normalen Leben vermutlich gar nicht zulassen würde. Je wilder und gewagter die Fantasien sind, desto misstrauischer wird man sich selbst gegenüber. Oft ist man sogar davon überzeugt, dass mit dem eigenen Charakter etwas nicht in Ordnung ist.

Sexuelle Fantasien können erregen und beflügeln, aber auch verwirren.

Insgeheim stellt man sich vielleicht die Frage: Bin ich überhaupt normal?

Die Antwort lautet: Ja. Sexuelle Fantasien sind absolut die Norm. Die meisten von uns – 98 Prozent[12] – träumen von erotischen Dingen, die völlig anders ablaufen, als wir sie im realen Leben erleben. Es ist sogar das charakteristische Merkmal von Fantasien. Denn hätten wir all die Dinge, bräuchten wir sie uns nicht zu erträumen.

[12] Untersuchung im Auftrag der Frauenzeitschrift Elle

Fantasien zeigen uns immer einen Mangel auf.

Etwas, wonach wir uns sehnen, bekommen wir nicht. Aber das ist normal. Es gibt immer etwas, was wir nicht bekommen. Das liegt in der Natur der Sache. In dem Moment, wo wir uns für einen Partner entscheiden, entscheiden wir uns auch für eine sexuelle Auswahl. Und damit entscheiden wir uns gleichzeitig gegen alles, was jenseits dieser Auswahl liegt, also in unserem Bett nicht mehr stattfinden wird. Eine Auswahl ist eine Auswahl und nie die Summe aller Möglichkeiten. Der Ausgleich dafür wird in unseren Fantasien ausgelebt. Fantasien sind also ein wichtiger Bestandteil unserer Sexualität und sagen nichts über die Qualität der Beziehung aus. Dennoch zeigen sie uns einen heimlichen Mangel in unserer erlebten Sexualität auf. Bei Fantasien kommen wir mit unserem tatsächlichen Begehren in Berührung, das nicht der Zustimmung unseres Partners bedarf. Sie sind ein sicherer Bereich, in der unsere ganze Sexualität stattfinden darf. Ungehemmt, frei von Tabus und ohne jegliche Zensur. Wir erträumen uns Dinge, die unser Partner nicht bereit ist uns zu geben oder die wir nicht bereit sind ihm zu zeigen. In unseren Gedanken treiben wir meist Dinge, die wir niemals auszusprechen wagen.

Erotische Fantasien sind nichts anderes als eine ganz normale Möglichkeit unsere Wunschvorstellungen auszuleben, die wir im realen Leben nicht haben können, ohne andere unter Druck zu setzen oder ihnen zu schaden oder uns selbst der Gefahr der Lächerlichkeit preiszugeben.

Unsere Fantasien haben also nichts mit der gelebten Wirklichkeit zu tun. Nichts mit dem Partner. Sie entstammen einzig und allein unserer Geschichte und unserem sexuellen Profil. Sie sind auch keine Forderung an unseren Partner. Und wir haben keine Ahnung, wie es für uns wäre, wenn uns dies alles wirklich passieren würde. Vieles davon würden wir niemals so ausleben wollen.

Fantasien wollen nicht immer verwirklicht werden

Laut einer Studie der Universität Hamburg träumen 31 Prozent der Frauen und 58 Prozent der Männer von einem Ménage à trois. Aber nur 6 Prozent der Frauen und 13 Prozent der Männer[13] haben diesen erotischen Kick schon einmal gewagt. Zwischen Wunsch und Wirklichkeit klafft also eine gewaltige Lücke. Aber dies ist nicht weiter schlimm. Fantasien sind eben nur Fantasien. Und keine Wünsche, die unbedingt nach Verwirklichung drängen.

Durch unsere Fantasien leben wir Unbewusstes aus.

Was in der Realität vielleicht tiefste Minderwertigkeits- und Schuldgefühle auslösen würde, ist als Fantasie durchaus anspornend. 39 Prozent der Frauen[14] haben zum Beispiel gewalttätige Fantasien. Sie wollen überwältigt werden und Verbotenes tun. Das bedeutet aber nicht, dass sie es auch zur Realität werden lassen wollen. Im Gegenteil. Meist genügt es völlig, diese Fantasien nur in unseren Gedanken auszuleben, um befriedigt zu sein. In unserem Kopfkino führen wir schließlich alleine Regie. Unser Erleben können wir also selbst kontrollieren und haben keine Überraschungen zu befürchten. Deswegen können wir in unserer Fantasie Dinge wagen, die im realen Leben viel zu gefährlich und unkontrollierbar wären. Sex mit einem Fremden nachts im Park. Sex mit mehreren Männern in einer dunklen Gasse einer fremden Stadt. Wir können uns fesseln oder auspeitschen lassen oder zum Sex gezwungen werden. Uns die Kleider herunterreißen lassen oder zum Oralsex genötigt werden. Man darf zupacken, in Besitz nehmen, Unterwäsche zerreißen, erwünschte Gewalt anwenden, lustvolle Unterwerfung fordern und alle Etiketten vergessen. Wir sind schön und begehrenswert, draufgängerisch und schamlos. Viele unserer Wünsche sind harmloser, manche deftiger. Aber immer hätten sie Konsequenzen im realen Leben. Selbst eine

[13, 14] Gesellschaft für Erfahrungswissenschaftliche Sozialforschung (Gewis)

Nacht mit einer Unbekannten im Hotel oder dem sinnlich mysteriösen Mann, der einen völlig überraschend mit dem Mund befriedigt, – als Fantasie ausgelebt stimulieren sie unsere Lust ohne weitere Folgen für unser restliches Leben.
Es ist wie in einem Actionfilm im Kino, in dem der Held gewaltige Abenteuer erlebt. Wir fühlen uns mittendrin, sind aber froh wieder völlig unbeschadet aus dem Kino zu kommen.

Fantasien sind unser ganz eigenes Kopfkino

Wir brauchen sie als Ausgleich. Sie eignen sich fabelhaft, um unserer Lust auf die Sprünge zu helfen. Und das Beste daran ist: Diejenigen, die es mit uns treiben, existieren nicht wirklich.
98 Prozent aller Menschen[15] haben erotische Fantasien. Also fast jeder. Warum fühlen wir uns für unsere sexuellen Fantasien dann so schuldig? Schließlich sind sie doch etwas ganz Normales. Dennoch wollen wir sie uns manchmal nicht wirklich anschauen. Wir erschrecken vor der Macht an unbekannten Gefühlen, vor dem Durchbrechen von Tabus. Wir schämen uns für unsere Obszönität. Wir wollen nicht so sein. Und wir wollen auf keinen Fall, dass jemand anderes davon erfährt.
Viele dieser Fantasien lassen sich eben nicht in das Bild einer fortschrittlichen, gleichberechtigten Frau einordnen. Oder in das Bild eines sympathischen freundlichen Mannes und Familienvaters. Wer möchte schon zugeben, dass er, obwohl er verheiratet ist, heimlich davon träumt den Barkeeper hinter dem Tresen zu vernaschen? Und zwar vor allen Gästen? Oder lustvoll ausgepeitscht zu werden? Oder die beste Freundin des eigenen Partners über den Tisch zu legen? Oder der unbekannten Schönen beim Masturbieren zuzusehen?
Nicht wenige der Frauen träumen vom verbotenen Liebesspiel mit einer anderen Frau. Ebenso viele finden es stimulierend sich mit ihrem Partner beim Sex zu filmen. Immerhin 18 Prozent der Frauen[16] möch-

[15, 16] Untersuchung im Auftrag der Frauenzeitschrift Elle

ten gerne, dass andere ihnen beim Liebesspiel zusehen. Und immer ist der Sex wilder, heftiger und tabuloser, als er in der eigenen Realität stattfindet. Männer träumen noch viel öfter von sinnlichen Dingen, die ihre Partnerinnen ihnen nicht bieten können.
All diese Fantasien sind auch deswegen so geheim, weil sie Sprengstoff für die Beziehung zu sein scheinen. Man glaubt den Partner damit zu verletzen oder zu überfordern. Man hat Angst, belächelt zu werden oder als pervers zu gelten. Man fürchtet sich davor, von anderen bewertet zu werden und zensiert deshalb seine Wünsche lieber selbst ganz schnell. Man glaubt die Achtung zu verlieren. Vielleicht sogar die Liebe des Partners. Und deswegen halten wir unsere sexuellen Wünsche für peinlich, falsch, undankbar, überzogen, pervers, verwerflich, maßlos und verschweigen dem Partner unsere wahren Gedanken. Das Dumme daran ist, dass auch unser Partner uns seine heimlichen Sehnsüchte vorenthält. Wir erfahren ihn also ebenso wenig in seiner ganzen Sexualität.
Obwohl so aufgeklärt, glauben wir noch immer, dass alles, was jenseits von Blümchensex und Missionarsstellung ist, nicht wirklich erlaubt sei. Das stimmt auch irgendwie. In unserer anscheinend so bunten, sexuell freizügigen Welt gibt es immer noch ein stillschweigendes moralisches Verbot, in die wundervoll gefährliche, schamlose Welt der selbstbewussten Hemmungslosigkeit mit seinem Partner einzutauchen.

Aber in der Vertrautheit der Partnerschaft ist alles erlaubt.

Dort sollten keine Tabus herrschen. Oder vertrauen wir ihm doch nicht? Das ist schade, denn es gibt durchaus Möglichkeiten, wesentlich mehr Fantasien mit seinem Partner auszuleben als man glaubt. Spontansex zum Beispiel finden 68 Prozent der Frauen und 83 Prozent der Männer erregend.[17] Den schärfsten Sex erlebt man eben manchmal, wenn die Situation völlig ungeplant ist.

[17] Gesellschaft für Erfahrungswissenschaftliche Sozialforschung (Gewis)

Laut Gewis würden es gerne 36 Prozent im Hauseingang treiben, gefolgt vom Strand am Meer, der Party bei Freunden, im Job oder auf dem Parkplatz und 58 Prozent der Frauen finden es gerade dann spannend, wenn das Risiko überrascht zu werden vorhanden ist. 32 Prozent der Männer und 24 Prozent der Frauen[18] stehen auf »dirty talking«. Hört sich doch eigentlich ganz machbar an.

Der Wunsch ist also bereits seit vielen Jahren präsent und wird oft in Gedanken mit einem imaginären Partner durchgespielt, da es mit dem eigenen nicht als durchführbar erscheint. Aber woher wissen wir das? Ist das denn wirklich so oder trauen wir uns vieles nur nicht mitzuteilen?

Wir wollen guten Sex haben, aber wir sind nicht bereit auch etwas in guten Sex zu investieren. Dabei haben Paare, die auch nach Jahren noch guten spannenden Sex haben, eins gemeinsam: Sie nehmen sich Zeit füreinander und machen sich Gedanken über ihren Sex. Vor allem aber tauschen sie ihre Fantasien aus. Wenn wir uns zulassen, wenn wir uns nicht verstecken, wenn wir nichts zurückhalten, verbindet Sex und bringt zwei Liebende immer näher.

Oft braucht es nur ein bisschen Schamlosigkeit und Freude am Experimentieren.

Wir haben immer die Wahl. Solange wir jedoch warten, dass der andere den ersten Schritt macht, bleibt jeder in der abwartenden Starre.

Fantasien in die Beziehung bringen

Auch in der tollsten Beziehung lässt der Reiz der Sexualität nach. Es ist vielleicht immer noch schön, aber eben auch ziemlich gewohnt. 80 Prozent aller Frauen und 30 Prozent der Männer[19] lassen deswegen beim eigenen Sex gerne ihr Kopfkino laufen. Während also viele von uns sich tapfer abmühen und sich freuen, wie erregt der Partner ist, ist

[18, 19] Gesellschaft für Erfahrungswissenschaftliche Sozialforschung (Gewis)

er zur gleichen Zeit vielleicht in seinen Gedanken mit viel gewagteren Dingen beschäftigt. Das Spannende daran ist, dass wir selbst vielleicht auch von ganz ähnlichen Situationen träumen wie unser Partner. Nur denken auch wir, unsere Träume seien zu wild, zu frech, zu gewagt, um sie unserem Partner mitzuteilen.
Hätten aber nun beide tatsächlich ganz ähnliche Fantasien – und dies ist öfter der Fall, als wir denken –, dann könnten viele dieser Fantasien ohne weiteres das eigene Liebesleben bereichern.

Wie kann man den Kreislauf des »Stummseins« durchbrechen?
Als Erstes sollte man akzeptieren, dass Fantasien meist so richtig »dreckig« sind. Genau das, was unserem »artigen« Sex so manchmal fehlt.

Sex ist nur dann schmutzig,
wenn man ihn richtig macht.

WOODY ALLEN

Aber mit dem geliebten Partner auch schmutzigen Sex zu haben, das trauen sich viele nicht. Warum? Warum dürfen wir mit unserem Partner nicht das machen, was wir wollen? Wer entscheidet, dass das eine politisch korrekt und das andere schmutzig und schamlos ist? Und so wenig korrekt, dass wir diese Art von Sex, obwohl es vielleicht beide heimlich wollen, nicht zulassen.
Tatsache ist, dass sich die Fantasien von Männern und Frauen sehr oft ähneln oder sich gegenseitig ergänzen. Die Fantasie, mit einem Fremden Sex zu haben, ist für 71 Prozent[20] der Frauen stimulierend. Und 45 Prozent der Männer benutzen als sexuelle Fantasie, wie sie zusehen, wie ihre Partnerin von einem anderen Mann genommen wird. Warum nicht in die Fantasie des Partners einsteigen und für ihn die schamlose Fremde oder der ungehörige Unbekannte sein? Warum also nicht dem Partner seine eigene Fantasie ins Ohr flüstern. Oder ihn selbst davon erzählen lassen, während man es treibt. Teilhaben an seiner Fantasie, unterstützen, gemeinsam ausleben, ohne sie real

[20] Cora Romance Report

werden zu lassen. Warum sollen nicht beide eine Fantasie gemeinsam genießen, die sie ganz offensichtlich teilen, anstatt sich ängstlich oder verletzt zurückzuziehen?

Viele Fantasien wären durchaus für beide realisierbar. Wenn wir sie nur wüssten.

Falls du dich nicht traust, offen mit deinem Partner über deine Fantasien zu sprechen, findest du im nachfolgenden Fragebogen eine sehr gute Möglichkeit auf anonyme Art herauszufinden, wo eure gemeinsamen Fantasien liegen und wie ihr euch ergänzen könnt. Mit diesem Wissen ausgestattet könnt ihr vielleicht einen Rahmen und einen Raum in eurer Beziehung finden, wo ihr euch eure gemeinsamen Fantasien gegenseitig mitteilt. Das mag bei einem Abendessen sein oder im Bett, entspannt nach dem Liebesakt. Wann auch immer. Oder du machst ein Spiel daraus und nimmst die im Kapitel 6 beschriebenen Briefumschläge.

Eine andere gute Möglichkeit wäre, mit deinem Partner die von mir entwickelten »Glückskarten für Sex und Liebe« zu spielen. Auf diese Weise könnt ihr beide auf sehr amüsante und spielerische Weise mehr über die geheimen Sehnsüchte des anderen erfahren.

Wie auch immer, gib deinem Partner die Chance, dich so zu sehen, wie du wirklich bist. Ohne Forderungen an ihn zu richten. Hebe deine Fantasien in dein Erleben, allein dadurch, dass du sie mitteilst. Dann wirst du viele Fantasien vielleicht nicht mehr benötigen, weil das Leben dir diese Fülle bietet, von der du träumst. Denn mit Sicherheit kannst du auch einige Fantasien mit deinem Partner ausleben. Dein Partner hat ähnliche Fantasien.

Aber sei behutsam.

Bedenke, dass das Mitteilen von Fantasien bei deinem Partner auch Minderwertigkeitsgefühle erzeugen kann.

Stell dir nur mal vor, dein Partner würde dir seine Fantasien erzählen. Fantasien, die mit dir nicht direkt etwas zu tun haben. Wie würdest du dich erstmal fühlen, was wären deine ersten Gedanken? Vielleicht: »Dann braucht er mich ja nicht mehr.« Nun weißt du, was dein Partner durchmacht, begegne ihm also mit Respekt und Verständnis. Und wenn du in die glückliche Lage kommst, dass dir dein Partner wirklich seine innersten Gedanken offenbart, gilt dies in besonderem Maße. Nimm sie so auf, wie du dir wünschen würdest, dass deine tiefsten Geheimnisse aufgenommen werden.

Betrachte die Fantasien immer nur vom Standpunkt deines Partners aus und nicht von deinem.

Geh nicht in deine Angst, du würdest nicht genügen oder verlassen werden. Oder in die Sorge, das alles nicht leisten zu können. Du kannst nicht alles abdecken. Du wirst es auch nicht. Geh nicht in die Verletzung, Bewertung oder Verurteilung. Sonst verschließt du dich dem Geschenk des Vertrauens, das dir dein Partner entgegenbringt. Wahrscheinlich bist du der Erste, der sie zu hören bekommt. Du bist es wert, in die Geheimnisse des Partners eintauchen zu dürfen.
Leg also deine Scham beiseite und verbünde dich mit deinem Partner. Vertrauen schafft Innigkeit und stärkt die Beziehung. Teile dich mit. Wenn du es schaffst, keine Forderung daraus zu entwickeln oder deinen Partner unter Druck zu setzen, entsteht Nähe. Du zeigst dich, wie du bist.
Manche Fantasien haben weniger mit deinem Partner zu tun. Na und? So bist du. Das ist dein Naturell. Und es ist nur eine Fantasie. Wenn sie sich nicht mit der Fantasie deines Partners deckt, ist es ebenso in Ordnung. Teile sie trotzdem mit. Aber nicht, weil du sie ausleben möchtest, sondern weil es dich zurück in die Beziehung bringt.

Zwischen Liebenden ist alles erlaubt.

Tabuisiere dich nicht selbst

Erlaubt ist, was gefällt. Wenn fesseln Spaß macht und Lust bereitet, hat das ebenso Platz im Bett zweier Liebender wie sanfter Kuschelsex. Warum finden wir schmuseweichen Sex so viel wertvoller? Vielleicht weil wir uns dahinter noch immer verstecken können? Weil wir trotz aller Nähe uns noch immer nicht zeigen müssen? Obwohl oft Wünsche vorhanden sind, wird das Tabu höher bewertet als die Erfüllung der eigenen Lust.
Vielleicht gefallen uns mehr als nur leichte Schläge auf den Po. Vielleicht schlummern in uns sexuelle Bedürfnisse, bei denen Feministinnen und die wohlerzogenen Gentlemen sich mit Grausen abwenden würden. Vielleicht möchten wir im Bett Dinge erleben, die nicht zu der Etikette rücksichtsvoller Kavaliere passt. Ganz sicher passt es zu verschwiegenen Liebenden, die sich in ihrer Sexualität zeigen.
Guter Sex braucht seine Geheimnisse, die nur die Liebenden selbst etwas angehen. Wagen wir uns im Bett nicht an Tabus heran, werden wir nur selten innige Nähe erfahren. Schaffen wir es nicht, Grenzen zu überschreiten, werden wir es dem eigenen Partner immer zum stillen Vorwurf machen. Dabei tabuisieren wir uns selber. Wir gehen den falschen Weg. Wir werden von Tag zu Tag einsamer. Anstatt nächtelang im Internet mit Fremden heimlich und anonym unseren Sex auszutauschen, der dort niemals mit erfüllender Tiefe und Nähe stattfinden kann, sollten wir uns wieder auf das besinnen, wonach wir uns alle ursprünglich sehnen.
Lustvoll lieben heißt, in der Vertrautheit einer Partnerschaft alle Aspekte von sich zu zeigen und einen Teil davon gemeinsam mit dem anderen auszuleben.

Das Überschreiten von Tabus bringt Nähe

Was also, wenn man auch gerne mal härter angefasst werden möchte? Die Augen verbunden bekommen möchte oder gefesselt werden? Mit einem Schal, dem Gürtel oder Handschellen. Wenn man in der heißen

Liebesnacht Worte hören möchte, die man im normalen Alltag weit von sich weisen würde.

Das, was sich im Alltag als ganz nützlich erweist, Höflichkeit, Zuvorkommenheit, Rücksichtnahme führt im Bett oft zur Langeweile. Der weichgewaschene Kuschelsex bietet keine Überraschungen mehr, keine Spannung und keine leidenschaftliche Hitze. Und irgendwann drängt sich die Frage auf: »Wann waren wir zum letzten Mal so richtig wild aufeinander?« »Ist der Partner überhaupt noch verrückt nach mir?«

Die Lust im Bett hat nichts mit dem Alltagsleben zu tun.

Solange wir all die »heißeren« Spiele im Bett mit Entwürdigung, Strafe oder Erniedrigung gleichsetzen, geben wir einer Moral nach, die nur im äußeren Leben gilt. Was ist an der Missionarsstellung korrekter als an jeder anderen? Noch schwirrt in unseren Köpfen die Vorstellung unserer Großeltern. Noch bevor wir näher darüber nachdenken, bewerten wir schon.

Die Lust Grenzen zu überschreiten

Mehr als 38 Prozent der Frauen[21] mögen es in ihren erotischen Fantasien wesentlich heißer. Dort spielen sanfte Gewalt, verbale Demütigungen, ein Hauch von Schmerz und die Sehnsucht schlichtweg überwältigt zu werden, eine betörend erregende wie auch bedeutende Rolle. Unabhängig vom Alter, der beruflichen Position oder dem Einkommen gibt es diese heimlichen sexuellen Bedürfnisse. Auch wenn sie in unserer Gesellschaft noch so unpassend erscheinen. Laut einer Untersuchung der Gesellschaft für Rationelle Psychologie München träumen sogar bis zu 65 Prozent der Frauen von der lustvollen Unterwerfung.

Die Fantasien der Frauen sind also gar nicht immer so kuschelweich. Im Gegenteil. Die Sehnsucht nach einem dominanten Mann – nicht immer, aber hin und wieder – ist sehr groß. Aber natürlich fühlt man

[21] Untersuchung des Hamburger Sexologischen Instituts

sich für diese Sehnsüchte schuldig und schämt sich dafür. Es passt so gar nicht in *ihr* übliches Rollenbild von der selbstbewussten emanzipierten Frau. Im Leben stark und selbstsicher, cool und abgeklärt – und im Bett unterwürfig, hingebungsvoll und sich dominieren lassend? Welche aufgeklärte Frau würde so etwas über sich nach außen tragen? Der Wunsch danach ist in den eigenen Augen so wenig korrekt, dass man aus Scham die erregenden Fantasien vom Genommenwerden weit von sich schiebt. Denn »angesehene« Frauen mögen schließlich nur sanften, zärtlichen, höflichen, zuvorkommenden Sex. Weicher artiger Sex ist politisch korrekt. Alles andere passt nicht ins Bild der modernen Frau. Schnell entsteht also die schuldbewusste Frage, wieso sehne ich mich auch manchmal nach etwas wilderem Sex? Doch das ist ganz natürlich, denn dabei fühlt man sich richtig lebendig und wieder unglaublich begehrenswert. Der eigene Partner will einen so sehr, dass er alle Bettetikette vergisst und ohne jegliche Rücksichtnahme über einen herfällt. Man möchte mal etwas anderes erleben als den ewig gleichförmig laufenden Sex, den man schon zur Genüge kennt. Die ewig gleichen Handgriffe, die sich brav wiederholenden Worte, das gleiche Bett, die gleiche Reihenfolge. Und ebenso oft gibt es den Wunsch nach spannungsgeladenem Sex, nach neuen Erfahrungen und der Lust Grenzen zu überschreiten, allein um zu sehen, was sich wirklich dahinter verbirgt. So wundervoll man es am Anfang der Beziehung fand, dass der Partner so rücksichtsvoll und zärtlich mit einem umging, dass er einen zu nichts gedrängt hat, so führte dieses gesittete Verhalten irgendwann zur großen Lustlosigkeit. Irgendwann wünschte man sich vielleicht, er würde einen nachts auch mal härter anfassen, man könnte seine Hände auch mal fordernder spüren, anders, überraschender. Mit dem Partner hätte man sich das getraut, aufgefangen von seiner Liebe hätte man auch gerne die vielen anderen Möglichkeiten der Sexualität betrachtet.

Aber natürlich gab der Partner nie das kleinste Zeichen. Und man selber wagte nicht es ihm vorzuschlagen. Man wäre sich albern vorgekommen.

Dabei geht es zum Beispiel bei der lustvollen Unterwerfung gar nicht um Gewalt. Es geht um ein Spiel zwischen zwei Liebenden. Und wie bei jedem Spiel gibt es auch hier Spielregeln und Vereinbarungen.

Aber noch mehr geht es um Vertrauen. In sich selbst und natürlich in den Partner, der einen genügend Mut entwickeln lässt, in der eigenen Sexualität auch Grenzüberschreitungen zuzulassen. Es geht also immer nur um Spaß und sexuelle Freude. Egal um welche Spielart es sich handelt. Es geht um das Zeigen von Stärke und Vertrauen in die eigene Sexualität. Gerade im Zeigen der eigenen Schwäche demonstriert man die Stärke zur eigenen Lust zu stehen. Es ist nämlich die Frau, die auch in der scheinbaren Unterwerfung dominiert und bestimmt. Männer sind im Bett eigentlich eher verunsichert als siegesbewusst. Sie wissen, was sie alles nicht dürfen, was alles nicht so ankommt, aber sie haben keine Ahnung, was sie wirklich machen sollen. Daher wünschen sich die meisten Männer zu erfahren, was die Liebste von ihnen wirklich haben möchte. Sie soll es sagen. Die lustvolle Unterwerfung ist also gar nicht so passiv, wie es scheint. Noch immer bestimmt auch hier die Frau, wie es nach ihren Wünschen abzugehen hat. Sie bestimmt die Regeln und den erotischen Rahmen. Allein die sanfte Aufforderung an ihren Liebsten »Nimm mich, fessle mich«, bringt auch sein Kopfkino in höchste Aufregung. Männer träumen davon, solche Sätze zu hören. Aber sie werden nur selten in diesen Genuss kommen. Oder vielleicht doch?

Sexualität berührt immer auch Tabus.
Sie anzutasten macht Sex erst richtig aufregend.

Nirgends spüren wir uns so stark und intensiv, wie wenn wir in die Nähe unserer selbstgesteckten moralischen Grenzen kommen. Mit dem richtigen Partner aber, dem wir vertrauen, könnten wir aufregende Stunden erleben, von denen niemand anderer etwas ahnt. Wenn wir vertrauen können, sind eigene Zensur und Scham völlig unnötig.

Die Angst, dass sexuelle Machtspiele nicht nur im Schlafzimmer bleiben, sondern auch den Alltag beeinflussen, ist meist unbegründet. Auf der Grundlage von Liebe und Vertrauen stärkt das gemeinsame Erleben von intensivem, aufregendem Sex eher die Verschwiegenheit. Wir wissen um den Wert des Erlebten. Es ist ein wundervolles Geschenk. Grundvoraussetzung, um das erotische Feld der kleinen rituellen

Spiele zu betreten, ist natürlich das sichere Gefühl von Verlässlichkeit. Wir wollen Überraschungen erleben, aber nur solche, die uns gefallen. Wir wollen neue Erfahrungen, aber nur solche, zu denen wir »Ja« sagen. Um uns darauf einzulassen, benötigen wir ein Feld von Vertrauen und ein gewisses Maß an Intimität.
Selbst wenn die Frau ihrem Partner hundert Prozent vertraut, kommen natürlich trotzdem all ihre Ängste hoch. »Was ist, wenn mein Partner dazu nicht fähig ist? Vielleicht will er gar nicht? Oder er fühlt sich überfordert? Vielleicht ist es nur lächerlich und albern. Vielleicht nehme ich ihm den ›Kerl‹ nicht ab. Was ist, wenn ich meine Würde verliere? Wenn er mir wirklich wehtut? Wenn er mich für meine Gefühle verachtet?«
Im Übrigen geht es den Männern nicht sehr viel anders. Auch sie fühlen sich für die gleiche Fantasie in ganz ähnlicher Weise schuldig. Es passt nicht in das Bild des sanften Verführers, des geliebten Ehegatten oder achtenswerten Familienvaters.

Das gemeinsame Berühren von eigenen Grenzen schafft Nähe und Vertrauen.

Grenzüberschreitungen sind explosiver Sprengstoff. Sie berühren uns tief in unserem sicher gebauten Gefüge. Aber hat nicht gerade die Sicherheit zur Langeweile geführt? Lassen wir alles beim Alten, so behalten wir unsere Sehnsucht. Unerfüllt und missverstanden schlafen wir neben unserem Partner ein, der nichts von unserem inneren Kampf und der Sehnsucht nach der gewissen anderen Erfüllung weiß. Die wunderbarste Entdeckung aber kann sein, dass wir mit unserem Wunsch vielleicht gar nicht so alleine sind. Möglicherweise erfahren wir plötzlich unerwartete Intimität. Und das alles nur, weil wir uns zu unserer Sexualität bekennen.
Es ist aber besser, nicht gleich mit der Tür ins Haus zu fallen, Forderungen aufzustellen oder sofort das ganze Universum zu erwarten. Unseren Partner plagen ebenso viele Sorgen und Befürchtungen. Er braucht nicht nur Selbstbewusstsein, Einfühlungsvermögen und Mut, sondern ebenso Fantasie für ein noch ungeschriebenes Dreh-

buch. Eingespielte Routine, insbesondere aber die bisherigen Wertvorstellungen und die gemeinsam aufgestellte Moral im Bett sowie die eigenen Ängste und Zweifel lassen sich nicht mit einem Handstreich beiseite fegen. Gerade bei Machtspielen gilt es, ein besonderes Vertrauen zu entwickeln. Erst recht, wenn wir eigene Grenzen und die des Partners antasten.

Falls nun beide signalisieren, dass man auch mal Unbekanntes ausprobieren könnte, sollte man vorher unbedingt klare Regeln aufstellen. Wie weit möchte man gehen. Augen verbinden – ja, fesseln – nein. Oder fesseln – ja, aber auf keinen Fall knebeln. Keine Schläge auf den Po oder nur leichte. Das Zerreißen der Bluse – ja, aber nur, wenn er anschließend die Knöpfe wieder annäht.

Und ganz wichtig: Da das Vergnügen zum Beispiel bei lustvoller Unterwerfung auch im Zeigen von Scheinwiderständen liegt, kann man ein Nein nicht immer sofort als solches erkennen. Daher muss man unbedingt ein Codewort vereinbaren. Dabei ist es egal, ob man »Apfelbaum« sagt, »rot« oder »genug jetzt«. Es muss jedenfalls ein Wort sein, das unmissverständlich für beide gilt und das Spiel schlagartig beendet.

Die wahre Lust spielt sich im Kopf ab. Dort lösen die erotischen Spiele zwischen Dominanz und Unterwerfung, zwischen Macht und Ohnmacht einen ganz besonderen spannungsgeladenen Kick aus. Zwischen Liebenden ist alles erlaubt. Man sollte aber auch nie vergessen:

**Sexuell frei zu sein bedeutet auch,
nicht alle Fantasien umzusetzen.**

Sondern nur die, die man sich wirklich traut. Manchmal kann das Überschreiten von Grenzen die eigene Persönlichkeit derart erschüttern, dass man lange davon beeindruckt bleibt. Das Ausleben von Fantasien kann nämlich das ganze Gefüge durcheinander bringen und einen bis in die Grundfeste erschüttern.

Bleib deswegen immer bei deiner Wahrheit. Verbiege dich nicht. Missbrauche dich nicht selbst. Tu nichts, was sich nicht gut anfühlt. Überprüfe deine Erwartungen und verleugne nicht deine wahre Natur.

Man kann eben auch manchmal Dinge wecken, die man nicht verkraftet. Und vereinbart, dass alles, was zwischen euch im Bett geschieht, nichts im realen Leben zu suchen hat.
Ebenso wichtig ist die gemeinsame Geheimhaltung. Wenn wir um die Fantasien des Partners wissen, bringt dies auch eine gewisse Verantwortung mit sich. Diese Verantwortung bleibt ein Leben lang bestehen. Selbst wenn man sich getrennt hat. Selbst wenn man sich nicht mehr ausstehen kann. Niemals plaudern wir über die intimsten Dinge, die wir mit unserem Partner im Bett erlebt haben mit anderen.
Dies bietet einen guten Schutz, um sich gehen zu lassen.

Wie viel man in der gemeinsamen Sexualität gerne zulassen will und was man gerne ausklammern möchte, entscheiden immer nur die Liebenden selber. Es gibt dabei kein Richtig oder Falsch, kein Zuviel oder Zuwenig. Es gibt immer nur zwei Meinungen, zwei Vorlieben, die sich in vielen Dingen überschneiden können und in anderen nicht.
Sexualität ist mit das Wundervollste und Aufregendste, das zwei Liebende miteinander teilen können. Niemand anderen als unseren Partner lassen wir so nah an uns heran, niemand anderem zeigen wir uns so offen und verletzlich. In keinem anderen Moment werden wir so vertraut und innig, wie im Augenblick völliger Hingabe.

Über ein Drittel aller geheimen Fantasien werden vom Partner geteilt.

Für die, die nun Lust bekommen haben auf etwas Mehr in ihrem gemeinsamen Sexleben, die aber doch nicht sofort, frisch und frei, alle ihre geheimsten Fantasien und Wünsche austauschen können, dient der nachfolgende Test. Mit diesem Partnerschafts-Sex-Test findet ihr das Potential der gemeinsamen geheimen Sehnsüchte heraus. Auf diese Weise könnt ihr – fast über Nacht – über 30 Prozent mehr gemeinsame Sexualität als bisher erleben.
Ihr werdet euch besser verstehen lernen, Nähe erfahren und euch wieder für die gemeinsame Liebe, für das Abenteuer der Partnerschaft und eine erfüllte Sexualität öffnen.

Der große Partnerschafts-Sex-Test

Entdeckungsreise in das Feld der sexuellen Gemeinsamkeiten

Das Problem der nicht gelebten Sexualität empfinden Paare als das wesentlichste Dilemma in der Partnerschaft. Noch wichtiger als fehlende Kommunikation. Wobei fehlende Kommunikation wiederum dazu führt, dass die meisten fast nichts über die sexuellen Wünsche ihres Partners wissen.

Was wäre, wenn deine geheimen Wünsche die gleichen wären wie die deines Partners?

Wir wagen aber nicht zu fragen. Aus Angst, mit den Wünschen des anderen überfordert zu sein oder aus Sorge, uns selbst lächerlich zu machen oder als pervers zu gelten.
Tatsächlich treibt aber gerade das Nicht-darüber-Reden die Partnerschaft in die Krise.

Experten sind sich inzwischen darüber einig, dass wahrscheinlich nur 35 bis 44 Prozent[22] der sexuellen Wünsche, die jeder von uns hat, vom eigenen Partner befriedigt werden. Das heißt, fast zwei Drittel unserer Persönlichkeit leben wir mit unserem Partner nicht aus. Frauen stehen hierbei den Männern im Übrigen in keiner Weise nach. Auch sie leben nicht das, wonach sie sich sehnen.
Und das alles nur, weil keiner der beiden Partner darüber spricht.

[22] Untersuchung der Uni Göttingen

Dabei gibt es ein großes Potential an *gemeinsamen* Wünschen, die niemals zur Sprache gebracht werden.

Viele Frauen und Männer träumen vom Gleichen.

Sie haben ganz ähnliche Sehnsüchte und Wünsche, die sie sich gegenseitig erfüllen könnten.
Inzwischen geht man sogar davon aus, dass ein weiteres Drittel der Wünsche vom Partner gerne erfüllt werden würde, wenn er nur davon wüsste. Unser Sex könnte sich also schlagartig um über 30 Prozent verbessern, aufregender und intensiver werden, wenn wir uns nur trauen würden darüber zu reden.
Genau das fällt uns aber so schwer, weil wir befürchten, dass wir beim restlichen Drittel, den **nicht** gemeinsamen Wünschen, auf ein niederschmetterndes Urteil stoßen. Aus diesem Grund erfahren beide nicht, was sie eigentlich gemeinsam im Bett noch erleben könnten.

Ein Drittel deiner heimlichen sexuellen Wünsche teilt dein Partner und würde sie gerne erfüllen.

Der nachfolgende ausführliche Fragebogen gibt dir jetzt die Chance, anonym und ohne jegliches Risiko, die Gemeinsamkeiten in eurer Sexualität herauszufinden. Und das, ohne dabei die Dinge zu offenbaren, bei denen es keine Übereinstimmung gibt. Nach Ausfüllen und Vergleichen des Fragebogens wissen beide Partner also ziemlich genau, welch aufregender Sex in ihrer Partnerschaft ungenutzt schlummert.

Für die frisch Verliebten ist dieser Test besonders leicht und ein herrlicher Start in eine Beziehung, in der auch Tabuthemen angesprochen werden dürfen. Beginnt gleich mit der größtmöglichen Ehrlichkeit und Entdeckerfreude. So kann es eine lebendige Partnerschaft sein und bleiben.

Und so funktioniert es

Kopiere die nachfolgenden Seiten zweimal. Und zwar so, dass zwei Buchseiten auf eine DIN-A4-Seite passen. Gib deinem Partner eine Kopie davon. Dann füllt jeder für sich den Test aus. Dein Partner bekommt deinen nicht zu sehen. Du bekommst den Fragebogen deines Partners nicht zu sehen.

Du kannst ihn also ganz offen und ehrlich ausfüllen. Nur wenn du absolut ehrlich bist, macht es überhaupt einen Sinn. Stelle fest, was du alles magst und was du alles ablehnst. Manche Fragen werden dich überraschen oder ein Gefühl der Ablehnung hervorrufen. Viele werden dich neugierig machen.

Beschränke dich nicht. Sonst könnte es sein, dass du einen Punkt aus Angst oder Scham mit Nein ankreuzt, obwohl du ihn eigentlich gerne ausprobieren würdest – während dein Partner mit Ja geantwortet hat. Dann ergibt sich keine Übereinstimmung, obwohl dieser Punkt in Wahrheit eine deiner geheimen Sehnsüchte benennt.

Vielleicht gefällt dir auch manches, aber nicht jetzt, sondern es wäre etwas, was du vielleicht später einmal ausprobieren möchtest. Wenn du aber jetzt mit Nein antwortest, wirst du es nie erfahren. Deswegen gibt es mehrere Möglichkeiten an Antworten.

Diese Vielfalt hat aber noch einen anderen Grund. Sie ermöglicht euch später beim Auswerten die Anonymität der Antworten zu wahren, da der Partner nicht wissen kann, welche der Antworten der andere bei Nichtübereinstimmung gewählt hat.

Dazu aber gleich mehr.

**Wichtig ist, dass du auch wirklich alles
wahrheitsgemäß ausfüllst
und dir selber nichts vormachst.**

Also, kreuze deine Sehnsüchte, deine Wünsche, deine Fantasien, deine Vorstellungen, deine Hoffnungen und auch die Tabus, die du dich im richtigen Rahmen vielleicht trauen würdest zu durchbrechen, positiv an.

Zeige dich auch da, wo du vielleicht gerne etwas wagen würdest, dich

aber bisher nicht getraut hast. Auch was dir unmöglich erscheint oder abartig oder pervers oder viel zu gewagt, das du aber gerne ausprobieren würdest, solltest du jetzt nicht verschweigen.
Nur wenn dein Partner eine ähnliche Sehnsucht besitzt, also in diesem Punkt gleich denkt und fühlt, erfährt er von deinem Wunsch. Und genauso ist es umgekehrt. Nur dort, wo du Dinge überhaupt in Erwägung ziehst, wirst du etwas über die Wünsche deines Partners erfahren. Sag also nicht immer vorschnell Nein. Überlege dir, wie es wäre, wenn dein Partner ebenfalls diesen Wunsch hegen würde. Auch er hat die gleichen Ängste dich zu verletzen, dir nicht zu genügen oder dich zu überfordern. Auch er hat Angst, in deinen Augen als pervers oder abartig zu gelten. Als übertrieben oder sexsüchtig.
Stell dir einfach einmal vor, dein Partner hätte die gleichen geheimen Vorlieben wie du, aber ihr praktiziert sie nicht, weil keiner davon spricht und keiner es wagt, den Anfang zu machen. All dies führt dann zu dem Punkt, dass euer Liebesleben langweilig wird, weil die geheimsten Wünsche nicht erfüllt werden. Also überlege bei den Fragen gut, ob es nicht doch eine geheime Sehnsucht gibt oder die Möglichkeit sich sanft vorzutasten.
Natürlich wird man nicht alles, was man gemeinsam angekreuzt hat, auch sofort in die Tat umsetzen können, aber man hat nun eine gute Ausgangsbasis, sich darüber auszutauschen. Sicherlich wird es einem auch nicht leicht fallen, ganz locker über die bisherigen Tabus zu reden. Doch man hat nun einen Anfang gemacht. Fällt einem das Gespräch dennoch schwer, so sucht man sich zunächst die leichtesten Übereinstimmungen aus.

**Wenn ihr beide das Gleiche ankreuzt,
bedeutet das noch nicht, dass ihr es auch tun müsst.**

Und schon gar nicht, dass es nun jedes Mal stattzufinden hat. Es bedeutet nur, du bist mit diesem Wunsch nicht alleine. Ihr seid schon einmal zu zweit.
Damit der Fragebogen auch geheim bleiben kann, ist es sehr wichtig, dass ihr beide von Anfang an vereinbart, nicht zu versuchen, die ver-

deckten Antworten des Partners zu erfahren. Jeder muss sich absolut sicher fühlen.

Noch ein paar technische Dinge

Einige Antworten können sich in ihrer Aussage ohne weiteres widersprechen. Das ist sogar sehr wahrscheinlich. Man kann nämlich durchaus einen Quickie als heiß empfinden, obwohl man es gewöhnlich gerne langsam und romantisch mag.

Viele Fragen beziehen sich allein auf die Frau oder allein auf den Mann. Oft geht es darum, ob er oder sie eine bestimmte Behandlung bekommen möchte.

Um nicht immer der Frage: »möchtest du bekommen« eine zweite: »möchtest du geben« hinzuzufügen, sollten beide Partner die jeweilige Frage aus ihrer Position heraus beantworten. Also zum Beispiel, die Aussage im Kapitel »Für sie«, »Ich mag den Penis in den Mund nehmen«, bedeutet für die Frau, ob sie das mag. Für den Mann, ob er bereit ist, es der Frau zu geben.

Es ist also eigentlich immer offensichtlich, wer hier gibt und wer nimmt. Und auch hier gilt bei der Auswertung: Stimmen die Kreuze nicht überein, möchte also einer geben, der andere aber nicht empfangen oder umgekehrt, so ergibt sich keine Übereinstimmung.

Folgende Antworten sind möglich:

- ○ Ja
- ○ Können wir mal ausprobieren
- ○ Geht so
- ○ Später vielleicht
- ○ Nein

Antwort: »Ja«

Ja, das gefällt mir, das mache ich gerne oder würde ich gerne tun.

Antwort: »Können wir mal ausprobieren«
»Das kenne ich nicht oder habe es mit dir noch nicht gemacht. Aber irgendwie kann ich es mir schon vorstellen. Lass es uns mal ausprobieren, dann werden wir sehen, ob es uns beiden gefällt.«

Antwort: »Geht so«
»Es ist nicht mein absoluter Favorit, aber auch nicht weiter schlimm. Wenn mein Partner das mag oder macht, ist es durchaus in Ordnung. Ich selbst finde es aber nicht rasend spannend.«
»Geht so« ist eine gute Spalte um Dinge auszuhandeln. Ich gebe dir etwas, wenn ich etwas bekomme. In dieser Rubrik findet man all die Dinge, in denen man etwas geben kann, ohne sich etwas zu vergeben. Gleichzeitig kann man als Ausgleich wundervolle Dinge erhalten. Wenn man es als Paar schafft, die unterschiedlichen sexuellen Bedürfnisse auszuhandeln, erfährt man eine große Befreiung im Bett. Diese Rubrik sollte nicht unterschätzt werden. Sie ist der große »Handelsschauplatz«.

Antwort: »Später vielleicht«
»Das ist etwas, was ich mich erstmal nicht traue oder mir nicht vorstellen kann. Ich weise es aber nicht völlig von der Hand.«
Hier signalisierst du, dass du dich erstmal in der Partnerschaft sicherer fühlen willst. Oder mehr Informationen brauchst. Oder dich mit dem Gedanken erstmal anfreunden möchtest.

Antwort: »Nein«
»Nein, darauf habe ich keine Lust. Das will ich auch nicht ausprobieren.«

Wie bleiben nun die nicht übereinstimmenden Antworten geheim?

Nach Ausfüllen des Fragebogens schlagt ihr beide den rechten Teil der Din-A4-Seite so weit nach links um, dass nur noch die Übereinstimmungs- und die Ja-Kästchen zu sehen sind.

Überein-stimmung		Ja	aus-probieren	geht so	später vielleicht	Nein	
O	1	O	O	O	O	O	Ich mag es zärtlich.
O	2	O	O	O	O	O	Ich mag sexy Reizwäsche.
O	3	O	O	O	O	O	Ich mag es, mich nicht ganz auszuziehen.
O	4	O	O	O	O	O	Ich mag romantische Musik beim Sex.
O	5	O	O	O	O	O	Ich mag frivole Geschichten.
O	6	O	O	O	O	O	Ich mag Sex vor dem Frühstück.

Uberein-stimmung		Ja	
O	1	O	
O	2	O	
O	3	O	
O	4	O	
O	5	O	
O	6	O	

Und nun setzt euch zusammen hin und vergleicht Seite für Seite die angekreuzten Kreise. Jede Kästchenreihe hat eine Nummer. Dort wo Übereinstimmung herrscht, wird links außen ein Kreuz in den Übereinstimmungskreis gemacht. Der Fragebogen bleibt aber umgeklappt, sodass man keinen Bezug zur Frage selbst hat. Durch die große Anzahl der Fragen und die vielen Möglichkeiten der Antworten, ist es nicht möglich, sie im Nachhinein zu kontrollieren oder zu rekonstruieren. Aus dem gleichen Grund haben die Fragen auch keine chronologische Ordnung, damit man beim Vergleichen so wenig Anhaltspunkte wie möglich hat.

Habt ihr nun beide eine Frage mit »Ja« beantwortet, zeichnet jeder von euch ein Kreuz in den Übereinstimmungskreis. Auf diese Weise teilt ihr euch einander die hundertprozentig sicheren positiven Überein-

stimmungen mit. Alle anderen Antworten erfährt der Partner nicht. So geht ihr Seite für Seite vor. Sobald ihr alles verglichen und die jeweiligen Übereinstimmungen eingezeichnet habt, nimmt jeder wieder seinen eigenen Test an sich.
Wenn ihr nun alleine seid und die Seiten wieder aufklappt, erkennt ihr an den Übereinstimmungskreisen, welche gemeinsamen Wünsche zwischen euch bestehen.
Wenn ihr wollt, könnt ihr diese nun herausschreiben und auf diese Weise eure ganz eigene Liste der gemeinsamen »Ja«-Antworten erstellen.
Geht zusammen essen und redet in angenehmer Atmosphäre über eure neu entdeckten Gemeinsamkeiten. Feiert. Seid ausgelassen. Ihr seid nun dort, wo viele Paare sich hinwünschen. Ihr könnt das machen, was euch beiden Spaß bereitet. Jenseits von Moral, von Tabus, von Ängsten, von Vorurteilen. Das seid ihr beide. Das gefällt euch beiden.

Und irgendwann, in ein paar Monaten, Jahren oder wann auch immer, seht ihr euch möglicherweise die Liste erneut an und legt vielleicht dann die Punkte offen, bei denen ihr beide nur Interesse signalisiert hattet.

Für die ganz mutigen und neugierigen Paare gibt es weitere Möglichkeiten der Auswertung

Wollt ihr das sexuelle Potential innerhalb der Partnerschaft noch tiefer ausloten und ausschöpfen, könnt ihr dazu weitere Varianten der Auswertung verwenden.

Variante 1 – Man bezieht weitere positive Antworten mit ein

Klappt die rechte Seite des Din-A4-Blattes so über die linke, dass – je nach vorheriger Vereinbarung – nun die ersten zwei, drei oder vier Kästchen sichtbar bleiben. (Hier sollte es immer nach dem gehen, der weniger offenbaren möchte.)

Je nachdem auf welche Auswertung man sich geeinigt hat, erfährt man nun auch die ähnlichen Vorstellungen und Erwartungen. Und genau dort steckt ein gewaltiges Potential der gemeinsamen Sexualität.

Hat zum Beispiel einer von euch mit »Ja« geantwortet, der andere mit »Können wir mal ausprobieren« oder »Geht so« oder »Später vielleicht«, dann zeigt euch das nun, dass es hier Spielraum gibt. Natürlich nur unter bestimmten Bedingungen und Voraussetzungen. Aber es gibt zumindest Interesse und wird nicht niederschmetternd abgelehnt. Beide sind vielleicht bereit, Neuland zu betreten oder darüber zu reden. Dies ist also etwas, was man in der Zukunft vielleicht wieder einmal ins Gespräch bringen sollte. Oder eventuell auch gleich? Nur behutsam. Da gibt es noch viel Redebedarf.

Bei dieser Auswertungsart ist es am besten, mit einem andersfarbigen Stift zusätzlich das Kreuz des Partners in den eigenen Test einzuzeichnen.

Variante 2 – Man bezieht auch die übereinstimmenden Neins mit ein

Das bedeutet, ihr erfahrt auch die Dinge, die ihr gemeinsam ablehnt. Auf diese Weise kennt ihr nun auch die gemeinsamen Abneigungen. Ihr wisst nun nicht nur, was ihr gemeinsam wollt, sondern auch, was euch beiden nicht gefällt. Und nun könnt ihr euch auch über eure gemeinsamen »Neins« austauschen. Das bringt Nähe und Entlastung. Auch in einem Nein steckt Gemeinsamkeit. Wenn man weiß, dass der Partner »das« auch nicht mag, löst sich meist unnötiger Druck auf.

Variante 3 – »Das sollte mein Partner wissen«

Es gibt noch eine Variante, die sehr hilfreich ist. Was machst du, wenn dir ein Thema wirklich wichtig ist und du vermutest, dass dein Partner die Antwort dieser Frage nicht identisch mit dir ankreuzt? Dann kommt dieser Punkt nicht zur Sprache. Auch wenn er dir noch so wichtig ist.

Für solche Situationen könnt ihr bei diesem Test einen Rettungsanker einbauen. Bist du bei manchen deiner Antworten der Meinung, »Das sollte mein Partner wissen«, dann mach ganz links außen ein Ausrufungszeichen. Dies bedeutet, egal was dein Partner angekreuzt hat, du möchtest gerne, dass er deine Antwort erfährt.

Vielleicht liebt es einer von euch zum Beispiel Oralsex zu geben, aber der Empfangende hat Probleme, wenn er selbst nicht frisch geduscht ist. Oder dein Partner beißt dich zum Beispiel immer ins Ohrläppchen und du findest das gar nicht so sinnlich. Während dem Liebesspiel lässt sich oft nicht gut darüber reden, doch jetzt wäre eigentlich der geeignete Moment dafür. Aber wenn du diese Frage nun mit nein ankreuzt und dein Partner mit ja, dann kommt das Thema wieder nicht zur Sprache. Um dies zu verhindern, kannst du mit einem einfachen Ausrufungszeichen sagen: »Das sollte mein Partner wissen«. Und schon habt ihr bei einem schönen Abendessen genügend Gesprächsstoff.

Und Jahre später ...
... macht ihr den Test vielleicht ein weiteres Mal und werdet erstaunt sein, wie viel mehr ihr euch inzwischen traut. Weil mit dem Erleben von Sex, mit dem eigenen Mut und dem Wissen, aufgefangen zu werden und geborgen zu sein, man sich wesentlich mehr traut und einige Fragen nun anders beantworten würde.

Alles was jetzt Neues an Anregungen kommt und vielleicht ausprobiert wird, muss nicht immer unglaublich spannend oder extrem geil sein. Augen verbinden kann sich zum Beispiel einfach langweilig anfühlen oder sogar peinlich. Vielleicht müssen beide dabei auch nur lachen.

Man sollte auch nicht vorspielen wie »aufregend« es wäre. Darum geht es nämlich nicht. Wichtig ist nur, dass man als Paar etwas Neues unternimmt. Raus aus der Alltagsroutine heißt die Devise. Selbst wenn es also vielleicht »nur« belustigend ist, beide haben nun ein neues gemeinsames sinnliches Erlebnis im Bett.

Sex im Treppenhaus zum Beispiel kann bereits beim Versuch oder den ersten Anfängen enden, weil die Aufregung entdeckt zu werden zu groß ist. Aber man hat nun ein neues gemeinsames Erlebnis mit seinem Partner. Und gemeinsame Erlebnisse verbinden. Man hat wieder Spaß, zusammen ins Bett zu gehen. Es gibt etwas zu berichten, aufzuarbeiten und mitzuteilen. Sex wird wieder lebendig.

Wenn man alles nicht zu ernst nimmt, dann macht es Spaß, so einiges auszuprobieren.

Der Fragebogen 1

Basistest: 228 Fragen für mehr gemeinsamen Sex

Überein-stimmung		Ja	mal ausprobieren	geht so	später vielleicht	Nein
○	1	○	○	○	○	○
○	2	○	○	○	○	○
○	3	○	○	○	○	○
○	4	○	○	○	○	○
○	5	○	○	○	○	○
○	6	○	○	○	○	○
○	7	○	○	○	○	○
○	8	○	○	○	○	○
○	9	○	○	○	○	○
○	10	○	○	○	○	○
○	11	○	○	○	○	○
○	12	○	○	○	○	○
○	13	○	○	○	○	○
○	14	○	○	○	○	○
○	15	○	○	○	○	○

1 Ich möchte gerne Neues ausprobieren.

2 Was wir im Bett tun, soll unter uns bleiben.

3 Ich mag Sex nur mit meinem Partner teilen.

4 Ich mag Sex nur, wenn wir nicht gestört werden können.

5 Ich mag es, wenn Tanzen in Sex übergeht.

6 Ich mag küssen, ohne dass es zum Sex kommt.

7 Ich mag es, beim Sex verwöhnt zu werden.

8 Ich mag sexy Reizwäsche.

9 Ich mag es, mich nicht ganz auszuziehen.

10 Ich mag romantische Musik beim Sex.

11 Ich mag animierende Musik beim Sex.

12 Ich mag es, während dem Sex zu küssen.

13 Ich mag es, Sex zu haben auch ohne zu kommen.

14 Ich mag es, mit meinem Partner eine gemeinsame Sexfantasie aufzubauen.

15 Ich würde gerne mit meinem Partner über meine sexuellen Wünsche reden.

Übereinstimmung		Ja	mal ausprobieren	geht so	später vielleicht	Nein
○	16	○	○	○	○	○
○	17	○	○	○	○	○
○	18	○	○	○	○	○
○	19	○	○	○	○	○
○	20	○	○	○	○	○
○	21	○	○	○	○	○
○	22	○	○	○	○	○
○	23	○	○	○	○	○
○	24	○	○	○	○	○
○	25	○	○	○	○	○
○	26	○	○	○	○	○
○	27	○	○	○	○	○
○	28	○	○	○	○	○
○	29	○	○	○	○	○
○	30	○	○	○	○	○

16 Ich mag ein kurzes Vorspiel.

17 Ich mag ein langes Vorspiel.

18 Ich mag frivole Geschichten.

19 Ich mag beim Sex nicht reden, sondern nur spüren.

20 Ich mag es, in der Nacht durch Sex geweckt zu werden.

21 Ich mag zarte, weiche Küsse.

22 Ich mag besitzergreifende Küsse.

23 Ich mag es, mit verbundenen Augen Sex zu haben.

24 Ich mag Sex vor dem Frühstück.

25 Ich mag ausgiebiges Frühstück im Bett mit Liebesspielen.

26 Ich mag es in der Badewanne oder unter der Dusche.

27 Ich mag meine Atmung in Einklang mit der des Partners bringen.

28 Ich mag es, beim Sex eine Duftlampe oder ein Räucherstäbchen anzuzünden.

29 Ich mag es, wenn wir wie Kinder herumtollen und daraus Sex entsteht.

30 Ich mag es, ein verführerisches Abendessen mit wildem Sex ausklingen zu lassen.

Überein-stimmung		Ja	mal ausprobieren	geht so	später vielleicht	Nein
○	31	○	○	○	○	○
○	32	○	○	○	○	○
○	33	○	○	○	○	○
○	34	○	○	○	○	○
○	35	○	○	○	○	○
○	36	○	○	○	○	○
○	37	○	○	○	○	○
○	38	○	○	○	○	○
○	39	○	○	○	○	○
○	40	○	○	○	○	○
○	41	○	○	○	○	○
○	42	○	○	○	○	○
○	43	○	○	○	○	○
○	44	○	○	○	○	○
○	45	○	○	○	○	○

31 Ich mag es, sich in Stimmung zu reden.

32 Ich mag es, wenn wir laut sind.

33 Ich mag lauten Sex nur, wenn uns niemand hören kann.

34 Ich finde es aufregend, wenn uns jemand hören kann.

35 Ich mag Liebe vor dem Spiegel.

36 Ich mag beim Sex gedämpftes Licht.

37 Ich mag es im Dunkeln.

38 Ich mag es bei Licht.

39 Ich mag es, wenn spielerisches Raufen in Sex übergeht.

40 Ich mag es, mit meinem Partner über Sex zu reden.

41 Ich möchte beim Sex die Liebe spüren.

42 Ich möchte die spirituellen Höhenflüge beim Sex stärker betonen.

43 Ich mag es, mit meinem Partner frivole Mails oder SMS auszutauschen.

44 Ich mag es, Sex als eine Art Fitnessprogramm oder Sport zu betrachten.

45 Ich mag es, wenn wir zur Versöhnung nach einem Streit miteinander schlafen.

Überein-stimmung		Ja	mal ausprobieren	geht so	später vielleicht	Nein
○	46	○	○	○	○	○
○	47	○	○	○	○	○
○	48	○	○	○	○	○
○	49	○	○	○	○	○
○	50	○	○	○	○	○
○	51	○	○	○	○	○
○	52	○	○	○	○	○
○	53	○	○	○	○	○
○	54	○	○	○	○	○
○	55	○	○	○	○	○
○	56	○	○	○	○	○
○	57	○	○	○	○	○
○	58	○	○	○	○	○
○	59	○	○	○	○	○
○	60	○	○	○	○	○

46 Ich mag es, nackt mit meinem Partner zu tanzen.

47 Ich mag es stimmungsvoll.

48 Ich mag es, beim Orgasmus Augenkontakt zu haben.

49 Ich mag eine sinnliche Massage ohne Sex.

50 Ich mag es, wenn eine sinnliche Massage in Sex übergeht.

51 Ich mag Sex am Morgen vor dem Zähneputzen.

52 Ich mag Sex während der Mensis.

53 Ich mag Sex nur, wenn die Verhütung absolut gesichert ist.

54 Ich will Sex nur mit Kondom.

55 Ich mag Sex nur ohne Kondom.

56 Ich mag es, Petting zu betreiben.

57 Ich mag beim Vorspiel gemeinsam ein Glas Sekt / Wein genießen.

58 Ich habe keine Probleme damit, wenn uns Freunde beim Sex überraschen.

59 Ich mag Oralsex nur, wenn wir vorher beide ausgiebig gebadet oder geduscht haben.

60 Ich mag es, wenn beide versuchen keinen Orgasmus zu bekommen.

Übereinstimmung		Ja	mal ausprobieren	geht so	später vielleicht	Nein
○	61	○	○	○	○	○
○	62	○	○	○	○	○
○	63	○	○	○	○	○
○	64	○	○	○	○	○
○	65	○	○	○	○	○
○	66	○	○	○	○	○
○	67	○	○	○	○	○
○	68	○	○	○	○	○
○	69	○	○	○	○	○
○	70	○	○	○	○	○
○	71	○	○	○	○	○
○	72	○	○	○	○	○
○	73	○	○	○	○	○
○	74	○	○	○	○	○
○	75	○	○	○	○	○

61 Ich mag Küsse mit geschlossenem Mund.

62 Ich mag Zungenküsse.

63 Ich mag, dass wir uns beim Küssen anschauen.

64 Ich mag es, uns beim Sex zu fotografieren oder zu filmen.

65 Ich mag Sex mit Lebensmitteln.

66 Ich mag Intimschmuck.

67 Ich mag Sexspielzeug.

68 Ich mag es, den Orgasmus in der Vereinigung zu erleben.

69 Ich mag Sex nur, wenn ich zum Orgasmus komme.

70 Ich würde gerne mit dir in einen Sex-Laden gehen.

71 Ich würde gerne mit dir eine Porno-Live-Show sehen.

72 Ich mag Spiele mit Eiswürfeln.

73 Ich mag Knutschflecke.

74 Ich mag sinnliche Spiele mit anderen zusammen (Flaschendrehen, Strip-Poker, Truth or dare).

75 Ich mag auch Gewalt und Unterwerfung, wenn sie spielerisch sind und bleiben.

Überein-stimmung		Ja	mal ausprobieren	geht so	später vielleicht	Nein
○	76	○	○	○	○	○
○	77	○	○	○	○	○
○	78	○	○	○	○	○
○	79	○	○	○	○	○
○	80	○	○	○	○	○
○	81	○	○	○	○	○
○	82	○	○	○	○	○
○	83	○	○	○	○	○
○	84	○	○	○	○	○
○	85	○	○	○	○	○
○	86	○	○	○	○	○
○	87	○	○	○	○	○
○	88	○	○	○	○	○
○	89	○	○	○	○	○
○	90	○	○	○	○	○
○	91	○	○	○	○	○
○	92	○	○	○	○	○

76 Ich mag Rollenspiele.

77 Ich mag es, nach dem Oralsex zu küssen.

78 Ich mag es, mehrmals zu kommen.

79 Ich mag Analverkehr.

80 Ich mag es, jemanden zusehen zu lassen.

81 Ich mag es, Partner zu tauschen.

82 Ich mag es, gemeinsam nackt zu kochen.

83 Ich mag Champagner im Bauchnabel.

84 Ich mag gemeinsames Kopfkino.

85 Ich mag es, mit Freunden über unseren Sex zu reden.

86 Ich mag verschiedene Stellungen probieren.

87 Ich mag: Sie liegt auf dem Rücken, er liegt oben (Missionar).

88 Ich mag: Er liegt auf dem Rücken, sie sitzt auf ihm.

89 Ich mag: Er steht oder kniet hinter ihr.

90 Ich mag: Sie liegt erhöht, z.B. auf dem Tisch, er steht.

91 Ich mag Sex im Freien.

92 Ich mag Sex irgendwo in der Wohnung.

Übereinstimmung		Ja	mal ausprobieren	geht so	später vielleicht	Nein
○	93	○	○	○	○	○
○	94	○	○	○	○	○
○	95	○	○	○	○	○
○	96	○	○	○	○	○
○	97	○	○	○	○	○
○	98	○	○	○	○	○
○	99	○	○	○	○	○
○	100	○	○	○	○	○
○	101	○	○	○	○	○
○	102	○	○	○	○	○
○	103	○	○	○	○	○
○	104	○	○	○	○	○
○	105	○	○	○	○	○
○	106	○	○	○	○	○
○	107	○	○	○	○	○
○	108	○	○	○	○	○
○	109	○	○	○	○	○

93 Ich mag leichte SM-Spiele.

94 Ich mag heftigere SM-Spiele.

95 Ich mag Intimrasur.

96 Ich mag Tatoos.

97 Ich mag es, nackt in der Wohnung zu sein.

98 Ich mag es morgens.

99 Ich mag es tagsüber.

100 Ich mag es abends.

101 Ich mag es nachts.

102 Ich mag es, uns mit einem Tonband beim Sex aufzunehmen.

103 Ich mag die Gefahr, beim Liebesspiel entdeckt zu werden.

104 Ich mag es, gemeinsam Softpornos anzusehen.

105 Ich mag es, gemeinsam Pornos mit SM-Spielen anzusehen.

106 Ich mag Sex hart und wild.

107 Ich mag Sex zart und langsam.

108 Ich mag Sex mit langem Nachspiel.

109 Ich mag Zärtlichkeiten in der Öffentlichkeit.

Überein-stimmung		Ja	mal ausprobieren	geht so	später vielleicht	Nein
○	110	○	○	○	○	○
○	111	○	○	○	○	○
○	112	○	○	○	○	○
○	113	○	○	○	○	○
○	114	○	○	○	○	○
○	115	○	○	○	○	○
○	116	○	○	○	○	○
○	117	○	○	○	○	○
○	118	○	○	○	○	○
○	119	○	○	○	○	○
○	120	○	○	○	○	○
○	121	○	○	○	○	○
○	122	○	○	○	○	○
○	123	○	○	○	○	○
○	124	○	○	○	○	○

110 Ich mag einen Quickie.

111 Ich mag es, Sex spontan ablaufen zu lassen.

112 Ich mag Telefonsex.

113 Ich mag mit meinem Partner Sexseiten im Internet besuchen.

114 Ich mag es, wenn wir beide gleichzeitig masturbieren.

115 Ich mag dirty talking.

116 Ich mag, dass wir einander unsere Fantasien erzählen.

117 Ich mag beim Sex einen Vibrator benutzen.

118 Ich würde gerne einen Swingerclub besuchen.

119 Ich mag es, beim Sex eine dritte Person zuzulassen (Frau).

120 Ich mag es, beim Sex eine dritte Person zuzulassen (Mann).

121 Ich mag es, sich nach dem Sex im Arm zu halten.

122 Ich mag es, nach dem Sex gemeinsam zu schweigen.

123 Ich mag spontanen Sex an unpassenden Plätzen.

124 Ich mag es, bis zum Höhepunkt getrieben zu werden, ohne kommen zu dürfen.

Übereinstimmung		Ja	mal ausprobieren	geht so	später vielleicht	Nein
○	125	○	○	○	○	○
○	126	○	○	○	○	○
○	127	○	○	○	○	○
○	128	○	○	○	○	○
○	129	○	○	○	○	○
○	130	○	○	○	○	○
○	131	○	○	○	○	○
○	132	○	○	○	○	○
○	133	○	○	○	○	○
○	134	○	○	○	○	○
○	135	○	○	○	○	○
○	136	○	○	○	○	○
○	137	○	○	○	○	○
○	138	○	○	○	○	○
○	139	○	○	○	○	○

Von ihr für ihn:
Auch diese Fragen füllen beide aus. Sie, was sie gerne möchte. Er, was er bereit ist, ihr zu geben.

125 Ich mag es, wenn mein Partner mir sagt, was er mag.

126 Ich würde gerne mal seine Finger führen.

127 Ich mag es, mit den Blicken ausgezogen zu werden.

128 Ich mag heiße sinnliche Anrufe bei der Arbeit.

129 Ich mag sexy Liebesbriefe.

130 Ich mag es, sexy gekleidet zu sein.

131 Ich mag meinem Partner einen Striptease vorführen.

132 Ich mag es, ausgezogen zu werden.

133 Ich mag es, nackt betrachtet zu werden.

134 Ich mag es, am ganzen Körper gestreichelt zu werden.

135 Ich mag es, gebadet oder geduscht zu werden.

136 Ich mag es, leicht bekleidet fotografiert oder gefilmt zu werden.

137 Ich mag es, dass mein Partner mir sagt, dass er mich begehrt.

138 Ich mag es, wenn mein Partner beschreibt, wie er es mit mir machen will.

139 Ich mag es, gestreichelt zu werden, ohne dass es zum Sex kommt.

Übereinstimmung		Ja	mal ausprobieren	geht so	später vielleicht	Nein
○	140	○	○	○	○	○
○	141	○	○	○	○	○
○	142	○	○	○	○	○
○	143	○	○	○	○	○
○	144	○	○	○	○	○
○	145	○	○	○	○	○
○	146	○	○	○	○	○
○	147	○	○	○	○	○
○	148	○	○	○	○	○
○	149	○	○	○	○	○
○	150	○	○	○	○	○
○	151	○	○	○	○	○
○	152	○	○	○	○	○
○	153	○	○	○	○	○
○	154	○	○	○	○	○

140 Ich mag es, nackt fotografiert oder gefilmt zu werden.

141 Ich mag es, beim Sex die aktive Rolle zu übernehmen.

142 Ich mag es, von ihm an der Scham rasiert zu werden.

143 Ich mag es, mich in seinem Beisein selber zu befriedigen.

144 Ich mag es, ihn dabei mit verbundenen Augen nur zuhören zu lassen.

145 Ich mag es, beim Masturbieren Hilfe zu bekommen.

146 Ich mag es, leicht bekleidet seinen Anweisungen zu gehorchen.

147 Ich mag es, von meinem Partner mit dem Duschstrahl verwöhnt zu werden.

148 Ich mag es, die Vagina mit den Fingern stimuliert zu bekommen.

149 Ich mag es, mit Gegenständen stimuliert zu werden.

150 Ich mag leichtes Saugen oder Beißen an den Brustwarzen.

151 Ich mag es, als Frau zuerst zum Orgasmus zu kommen.

152 Ich mag es, ohne Eindringen des Penis zum Höhepunkt zu kommen.

153 Ich mag es, den Penis nach dem Erguss drinnen zu behalten.

154 Ich mag es, an der Klitoris mit den Fingern stimuliert zu werden.

Übereinstimmung		Ja	mal ausprobieren	geht so	später vielleicht	Nein
○	155	○	○	○	○	○
○	156	○	○	○	○	○
○	157	○	○	○	○	○
○	158	○	○	○	○	○
○	159	○	○	○	○	○
○	160	○	○	○	○	○
○	161	○	○	○	○	○
○	162	○	○	○	○	○
○	163	○	○	○	○	○
○	164	○	○	○	○	○
○	165	○	○	○	○	○
○	166	○	○	○	○	○
○	167	○	○	○	○	○
○	168	○	○	○	○	○
○	169	○	○	○	○	○

155 Ich mag oralen Sex bekommen.

156 Ich mag es, egoistisch zu sein und nur zu nehmen.

157 Ich mag es, ihn gleichzeitig oral zu befriedigen (69).

158 Ich mag es, dabei seinen Kopf zu halten.

159 Ich mag es, dabei dominiert zu werden.

160 Ich mag es, beim Oralsex selber den Rhythmus zu bestimmen.

161 Ich mag nur Oralsex bekommen, wenn er im Gesicht rasiert ist.

162 Ich mag es, wenn mein Partner die Klitoris mit der Zunge stimuliert.

163 Ich mag es, wenn das Zungenspiel auch auf den Afterbereich ausgeweitet wird.

164 Ich mag es, mit verbundenen Augen, die Zunge meines Partners überall zu spüren.

165 Ich mag Oralsex geben.

166 Ich mag die Spitze des Penis in den Mund nehmen.

167 Ich mag den ganzen Schaft in den Mund nehmen.

168 Ich mag es, meinen Partner bis zum Orgasmus zu stimulieren.

169 Ich mag es, meinen Partner in meinem Mund kommen zu lassen.

Übereinstimmung		Ja	mal ausprobieren	geht so	später vielleicht	Nein
○	170	○	○	○	○	○
○	171	○	○	○	○	○
○	172	○	○	○	○	○
○	173	○	○	○	○	○
○	174	○	○	○	○	○
○	175	○	○	○	○	○
○	176	○	○	○	○	○
○	177	○	○	○	○	○
○	178	○	○	○	○	○
○	179	○	○	○	○	○
○	180	○	○	○	○	○
○	181	○	○	○	○	○
○	182	○	○	○	○	○

170 Ich mag es, den Samen zu schlucken.

171 Ich mag es, mich beim Liebesspiel völlig hinzugeben.

172 Ich mag es, dominant zu sein.

173 Ich mag es, fester angepackt zu werden.

174 Ich mag es, gefesselt zu werden.

175 Ich mag es, die Augen verbunden zu bekommen.

176 Ich mag es, nur für einen Tag sein Sexsklave zu sein.

177 Ich mag beim Liebesspiel leichte Schläge.

178 Ich mag es, wenn es auch ein bisschen mehr als leichte Schläge sind.

179 Ich mag es, wenn mein Partner unter dem Mantel nichts anhat.

180 Ich mag es, an einem öffentlichen Platz heimlich befriedigt zu werden.

181 Ein Seitensprung wäre in Ordnung, wenn mein Partner mir alles genau erzählt.

182 Führe mich mit verbundenen Augen an einen Ort, den ich nicht kenne und nimm mich dort.

Übereinstimmung		Ja	mal ausprobieren	geht so	später vielleicht	Nein
○	183	○	○	○	○	○
○	184	○	○	○	○	○
○	185	○	○	○	○	○
○	186	○	○	○	○	○
○	187	○	○	○	○	○
○	188	○	○	○	○	○
○	189	○	○	○	○	○
○	190	○	○	○	○	○
○	191	○	○	○	○	○
○	192	○	○	○	○	○
○	193	○	○	○	○	○
○	194	○	○	○	○	○
○	195	○	○	○	○	○
○	196	○	○	○	○	○
○	197	○	○	○	○	○

Von ihm für sie:
Die Fragen füllen beide aus. Er, was er gerne möchte; sie, was sie bereit ist, ihm zu geben.

183 Ich mag es, wenn meine Partnerin mir sagt, was sie mag.

184 Ich würde gerne mal ihre Finger führen.

185 Ich mag es, mit den Blicken ausgezogen zu werden.

186 Ich mag heiße sinnliche Anrufe bei der Arbeit.

187 Ich mag sexy Liebesbriefe.

188 Ich mag es, sexy gekleidet zu sein.

189 Ich mag es, wenn meine Partnerin kein Höschen trägt.

190 Ich mag es, beim Sex die aktive Rolle zu übernehmen.

191 Ich mag meiner Partnerin einen Striptease vorführen.

192 Ich mag es, ausgezogen zu werden.

193 Ich mag es, nackt betrachtet zu werden.

194 Ich mag es, dass meine Partnerin mir sagt, dass sie mich begehrt.

195 Ich mag es, leicht bekleidet fotografiert oder gefilmt zu werden.

196 Ich mag es, wenn meine Partnerin beschreibt, wie sie es mit mir machen will.

197 Ich mag es, gestreichelt zu werden, ohne dass es zum Sex kommt.

Übereinstimmung		Ja	mal ausprobieren	geht so	später vielleicht	Nein
○	198	○	○	○	○	○
○	199	○	○	○	○	○
○	200	○	○	○	○	○
○	201	○	○	○	○	○
○	202	○	○	○	○	○
○	203	○	○	○	○	○
○	204	○	○	○	○	○
○	205	○	○	○	○	○
○	206	○	○	○	○	○
○	207	○	○	○	○	○
○	208	○	○	○	○	○
○	209	○	○	○	○	○
○	210	○	○	○	○	○
○	211	○	○	○	○	○
○	212	○	○	○	○	○
○	213	○	○	○	○	○

198 Ich mag es, gebadet oder geduscht zu werden.

199 Ich mag es, am ganzen Körper gestreichelt zu werden.

200 Ich mag es, nackt fotografiert oder gefilmt zu werden.

201 Ich mag es, leicht bekleidet ihren Anweisungen zu gehorchen.

202 Ich mag es, von ihr an der Scham rasiert zu werden.

203 Ich mag es, wenn sie mir das Kondom überstreift.

204 Ich mag es, mich völlig hinzugeben.

205 Ich mag es, gekitzelt zu werden.

206 Ich mag leichtes Saugen oder Beißen an den Brustwarzen.

207 Ich mag es, die Hoden massiert zu bekommen.

208 Ich mag es, den Penis zwischen den Brüsten zu reiben.

209 Ich mag es, mit Gegenständen stimuliert zu werden.

210 Ich mag es, mich in ihrem Beisein selber zu befriedigen.

211 Ich mag es, beim Masturbieren Hilfe bekommen.

212 Ich mag es, sie dabei mit verbundenen Augen nur zuhören zu lassen.

213 Ich mag es, von meiner Partnerin mit dem Duschstrahl verwöhnt zu werden.

Übereinstimmung		Ja	mal ausprobieren	geht so	später vielleicht	Nein
○	214	○	○	○	○	○
○	215	○	○	○	○	○
○	216	○	○	○	○	○
○	217	○	○	○	○	○
○	218	○	○	○	○	○
○	219	○	○	○	○	○
○	220	○	○	○	○	○
○	221	○	○	○	○	○
○	222	○	○	○	○	○
○	223	○	○	○	○	○
○	224	○	○	○	○	○
○	225	○	○	○	○	○
○	226	○	○	○	○	○
○	227	○	○	○	○	○
○	228	○	○	○	○	○

214 Ich mag oralen Sex bekommen.

215 Ich mag sie gleichzeitig oral befriedigen (69).

216 Ich mag es, egoistisch zu sein und nur zu nehmen.

217 Ich mag es, dabei dominiert zu werden.

218 Ich mag es, dabei ihren Kopf zu halten.

219 Ich mag es, dominant zu sein.

220 Ich mag es, fester angepackt zu werden.

221 Ich mag es, gefesselt zu werden.

222 Ich mag es, die Augen verbunden zu bekommen.

223 Ich mag es, nur für einen Tag ihr Sexsklave zu sein.

224 Ich mag beim Liebesspiel leichte Schläge.

225 Ich mag es, wenn es auch ein bisschen mehr als leichte Schläge sind.

226 Ich mag es, wenn meine Partnerin unter dem Mantel nichts anhat.

227 Ich mag es, an einem öffentlichen Platz heimlich befriedigt zu werden.

228 Führe mich mit verbundenen Augen an einen Ort, den ich nicht kenne, und nimm mich dort.

Der Fragebogen 2

Aufbautest: Für Paare, die mehr wissen wollen

Dieser Fragebogen mit weiteren detaillierten, in die Tiefe gehenden Fragen ist für diejenigen gedacht, die den ersten gemeinsam bearbeitet haben und nun noch mehr Gemeinsamkeiten finden wollen.

Übereinstimmung		Ja	mal ausprobieren	geht so	später vielleicht	Nein
○	1	○	○	○	○	○
○	2	○	○	○	○	○
○	3	○	○	○	○	○
○	4	○	○	○	○	○
○	5	○	○	○	○	○
○	6	○	○	○	○	○
○	7	○	○	○	○	○
○	8	○	○	○	○	○
○	9	○	○	○	○	○
○	10	○	○	○	○	○
○	11	○	○	○	○	○
○	12	○	○	○	○	○
○	13	○	○	○	○	○
○	14	○	○	○	○	○

1 Ich mag es, mit meinem Partner andere beim Liebesspiel zu beobachten.

2 Ich mag es, mit jemand Ahnungslosem zu telefonieren, während wir Sex haben.

3 Ich mag gemeinsames Surfen auf Sexseiten im Internet.

4 Sex im Internet: Chatten mit Text.

5 Sex im Internet: Chatten mit Fotos.

6 Sex im Internet: Chatten mit Kamera.

7 Ich mag es, uns »dabei« anonym beobachten zu lassen.

8 Ich mag es, sich gegenseitig dabei zu beobachten.

9 Ich mag es, mit meinem Partner Sexratgeber zu studieren.

10 Ich würde gern mit meinem Partner an einem Tantra-Seminar teilnehmen.

11 Ich würde gern mit meinem Partner an einem Kurs in Partnermassage teilnehmen.

12 Ich würde gern mit meinem Partner zu einem Sexualtherapeuten / einer Sexualtherapeutin gehen.

13 Ich würde gern mit meinem Partner zusammen Tango tanzen lernen.

14 Ich mag Sex heimlich auf einer Parkbank.

Übereinstimmung		Ja	mal ausprobieren	geht so	später vielleicht	Nein
○	15	○	○	○	○	○
○	16	○	○	○	○	○
○	17	○	○	○	○	○
○	18	○	○	○	○	○
○	19	○	○	○	○	○
○	20	○	○	○	○	○
○	21	○	○	○	○	○
○	22	○	○	○	○	○
○	23	○	○	○	○	○
○	24	○	○	○	○	○
○	25	○	○	○	○	○
○	26	○	○	○	○	○
○	27	○	○	○	○	○
○	28	○	○	○	○	○
○	29	○	○	○	○	○
○	30	○	○	○	○	○

15 Ich mag Sex im Auto auf dem Parkplatz.

16 Ich mag spontanen Sex im Kaufhaus.

17 Ich mag Sex im Hotel.

18 Ich mag Sex im Meer.

19 Ich mag Sex auf einer Bergtour.

20 Ich mag spontanen Sex im Aufzug.

21 Ich mag spontanen Sex im Kino.

22 Ich mag Sex im Treppenhaus.

23 Ich mag spontanen Sex am Strand.

24 Ich mag spontanen Sex auf einer Party bei Freunden.

25 Ich mag das Rollenspiel: Herr und Sklavin.

26 Ich mag das Rollenspiel: Herrin und Sklave.

27 Ich mag das Rollenspiel: Zwei Fremde im Zug.

28 Ich mag es, mich andersgeschlechtlich zu kleiden.

29 Ich mag es, wenn wir beide uns für einen Abend andersgeschlechtlich kleiden und ausgehen.

30 Ich mag es, beim Sex mal die »Geschlechterrollen« zu tauschen. Die Frau verhält sich wie der Mann und umgekehrt.

Überein-stimmung		Ja	mal ausprobieren	geht so	später vielleicht	Nein
○	31	○	○	○	○	○
○	32	○	○	○	○	○
○	33	○	○	○	○	○
○	34	○	○	○	○	○
○	35	○	○	○	○	○
○	36	○	○	○	○	○
○	37	○	○	○	○	○
○	38	○	○	○	○	○
○	39	○	○	○	○	○
○	40	○	○	○	○	○
○	41	○	○	○	○	○
○	42	○	○	○	○	○
○	43	○	○	○	○	○
○	44	○	○	○	○	○
○	45	○	○	○	○	○
○	46	○	○	○	○	○

31 Ich mag Liebesperlen.

32 Ich mag Sex auf der Liebesschaukel.

33 Ich mag Analperlen.

34 Ich mag Penisringe.

35 Ich mag Geräte aus dem Haushalt als Sexspielzeug verwenden.

36 Ich mag Boxershorts.

37 Ich mag Tangas.

38 Ich mag Spitzenunterwäsche.

39 Ich mag halterlose Strümpfe.

40 Ich mag Strapse.

41 Ich mag hochhackige Schuhe.

42 Ich mag einen aufreizenden Body.

43 Ich mag es, meinen Partner wissen zu lassen, dass ich keine Unterwäsche trage.

44 Ich mag es, mit meinem Partner Dessous einzukaufen.

45 Ich mag es, wenn mein Partner keine Unterwäsche trägt.

46 Ich mag Sex mit Fetisch. (Lack und Leder).

Übereinstimmung		Ja	mal ausprobieren	geht so	später vielleicht	Nein
○	47	○	○	○	○	○
○	48	○	○	○	○	○
○	49	○	○	○	○	○
○	50	○	○	○	○	○
○	51	○	○	○	○	○
○	52	○	○	○	○	○
○	53	○	○	○	○	○
○	54	○	○	○	○	○
○	55	○	○	○	○	○
○	56	○	○	○	○	○
○	57	○	○	○	○	○
○	58	○	○	○	○	○
○	59	○	○	○	○	○
○	60	○	○	○	○	○

Von ihr für ihn:
Auch diese Fragen füllen beide aus. Sie, was sie gerne möchte. Er, was er bereit ist, ihr zu geben.

47 Ich mag es, in Dessous betrachtet zu werden.

48 Ich mag es, mich selbst auszuziehen.

49 Ich mag es, langsam ausgezogen zu werden.

50 Ich mag es, schnell ausgezogen zu werden.

51 Ich mag es, die Kleider vom Leib gerissen zu bekommen.

52 Ich mag es, lustvoll überwältigt zu werden.

53 Ich mag es, wenn ich meinem Partner sagen kann, wie ich es gerne möchte.

54 Ich mag es, durch frivole, schmutzige Worte angeheizt zu werden.

55 Ich mag es, wenn mein Partner mir verruchte Dinge ins Ohr flüstert.

56 Ich mag es, Sexgeschichten vorgelesen zu bekommen.

57 Ich mag es, über meine Fantasien zu sprechen.

58 Ich mag es, alle Fantasien von ihm zu erfahren.

59 Ich mag erlebte, intime Geschichten meines Partners hören.

60 Ich mag es, wenn mein Partner ohne mich zu entkleiden mit den Fingern stimuliert.

Überein-stimmung		Ja	mal ausprobieren	geht so	später vielleicht	Nein
○	61	○	○	○	○	○
○	62	○	○	○	○	○
○	63	○	○	○	○	○
○	64	○	○	○	○	○
○	65	○	○	○	○	○
○	66	○	○	○	○	○
○	67	○	○	○	○	○
○	68	○	○	○	○	○
○	69	○	○	○	○	○
○	70	○	○	○	○	○
○	71	○	○	○	○	○
○	72	○	○	○	○	○
○	73	○	○	○	○	○
○	74	○	○	○	○	○
○	75	○	○	○	○	○
○	76	○	○	○	○	○
○	77	○	○	○	○	○

61 Ich mag Küsse am ganzen Körper.

62 Ich mag Küsse an Zehen und Fingern.

63 Ich mag Küsse an den Brustwarzen.

64 Ich mag Küsse an den Innenschenkeln.

65 Ich mag Küsse im Intimbereich.

66 Ich mag es, mit den Wimpern gestreichelt zu werden.

67 Ich mag es, mit den Haaren gestreichelt zu werden.

68 Ich mag es, gekitzelt zu werden.

69 Ich mag sanfte Bisse am ganzen Körper.

70 Ich mag sanfte Bisse an den Brustwarzen.

71 Ich mag sanfte Bisse im Intimbereich.

72 Ich mag es, meinen Partner im Intimbereich zu rasieren.

73 Ich mag es, von ihm an der Scham rasiert zu werden.

74 Ich mag es, angesehen zu werden, wenn ich Oralsex bekomme.

75 Ich mag es, dabei am ganzen Körper gestreichelt zu werden.

76 Ich mag es, dabei an den Brüsten gestreichelt zu werden.

77 Ich mag es, dabei an den Beinen gehalten zu werden.

Übereinstimmung		Ja	mal ausprobieren	geht so	später vielleicht	Nein
○	78	○	○	○	○	○
○	79	○	○	○	○	○
○	80	○	○	○	○	○
○	81	○	○	○	○	○
○	82	○	○	○	○	○
○	83	○	○	○	○	○
○	84	○	○	○	○	○
○	85	○	○	○	○	○
○	86	○	○	○	○	○
○	87	○	○	○	○	○
○	88	○	○	○	○	○
○	89	○	○	○	○	○
○	90	○	○	○	○	○
○	91	○	○	○	○	○
○	92	○	○	○	○	○

78 Ich mag breites, sanftes Lecken.

79 Ich mag es, wenn die Zunge tief eindringt.

80 Ich mag es, auch am Damm geleckt zu werden.

81 Ich mag es, wenn dabei die Schamlippen eingesogen werden.

82 Ich mag mir beim oralen Sex Zeit lassen.

83 Ich mag beim Oralsex wehrlos sein.

84 Ich mag es, beim oralen Sex um die Körpermitte gehalten zu werden.

85 Ich mag es, beim oralen Sex einen Orgasmus zu haben, ohne mich sofort revangieren zu müssen.

86 Ich mag es, ihm vorher die Augen zu verbinden. Er darf nichts sehen, nur schmecken.

87 Ich mag es, auf einem Stuhl sitzend oral befriedigt zu werden.

88 Ich mag es, im Stehen oral befriedigt zu werden.

89 Ich mag Oralsex auf einem Tisch bekommen.

90 Ich mag es, auf dem Gesicht meines Partners zu sitzen.

91 Ich mag es, wenn seine Finger beim Oralsex mit meinem After spielen.

92 Ich mag Oralsex von hinten bekommen.

Übereinstimmung		Ja	mal ausprobieren	geht so	später vielleicht	Nein
○	93	○	○	○	○	○
○	94	○	○	○	○	○
○	95	○	○	○	○	○
○	96	○	○	○	○	○
○	97	○	○	○	○	○
○	98	○	○	○	○	○
○	99	○	○	○	○	○
○	100	○	○	○	○	○
○	101	○	○	○	○	○
○	102	○	○	○	○	○
○	103	○	○	○	○	○
○	104	○	○	○	○	○
○	105	○	○	○	○	○

93 Ich mag anale Stimulation.

94 Ich mag Stimulation am G-Punkt.

95 Ich mag es in beiden Öffnungen.

96 Ich mag beim Koitus sanftes Massieren des Afters.

97 Ich mag es, beim Sex den Rücken zerkratzt zu bekommen.

98 Ich mag es, gleichzeitig mit dem Finger und dem Penis stimuliert zu werden.

99 Ich mag es, gleichzeitig mit dem Finger und der Zunge stimuliert zu werden.

100 Ich mag es, gleichzeitig mit dem Vibrator und der Zunge stimuliert zu werden.

101 Ich mag es, gleichzeitig mit dem Vibrator und dem Penis stimuliert zu werden.

102 Ich mag das Eindringen des Penis nur, wenn ich vorher stimuliert wurde.

103 Ich mag es, an einem öffentlichen Platz heimlich mit den Fingern befriedigt zu werden.

104 Ich mag es, an einem öffentlichen Platz heimlich mit dem Mund befriedigt zu werden.

105 Ich mag leichtes Fesseln.

Übereinstimmung		Ja	mal ausprobieren	geht so	später vielleicht	Nein
○	106	○	○	○	○	○
○	107	○	○	○	○	○
○	108	○	○	○	○	○
○	109	○	○	○	○	○
○	110	○	○	○	○	○
○	111	○	○	○	○	○
○	112	○	○	○	○	○
○	113	○	○	○	○	○
○	114	○	○	○	○	○
○	115	○	○	○	○	○
○	116	○	○	○	○	○
○	117	○	○	○	○	○
○	118	○	○	○	○	○
○	119	○	○	○	○	○
○	120	○	○	○	○	○
○	121	○	○	○	○	○
○	122	○	○	○	○	○

106 Mit einem Schal.

107 Mit Handschellen.

108 Mit einem Gürtel.

109 Mit den Händen hinter dem Rücken.

110 An den Füßen.

111 An die Bettpfosten.

112 Ich mag es, wehrlos zu sein.

113 Ich mag es, gefesselt gefüttert zu werden.

114 Ich mag beim Liebesspiel leichte Schläge mit der Hand.

115 Ich mag beim Liebesspiel leichte Schläge mit dem Stock.

116 Ich mag beim Liebesspiel leichte Schläge mit dem Gürtel.

117 Ich mag beim Liebesspiel leichte Tropfen mit Kerzenwachs.

118 Ich mag Sex mit einer anderen Frau.

119 Ich mag, wenn mein Partner dabei zusieht.

120 Ich mag, wenn er dabei zuhört.

121 Ich mag, dass er heimlich zusieht oder zuhört.

122 Ich mag, wenn er in der Wohnung ist und weiß, was wir machen.

Übereinstimmung		Ja	mal ausprobieren	geht so	später vielleicht	Nein
○	123	○	○	○	○	○
○	124	○	○	○	○	○
○	125	○	○	○	○	○
○	126	○	○	○	○	○
○	127	○	○	○	○	○
○	128	○	○	○	○	○
○	129	○	○	○	○	○
○	130	○	○	○	○	○
○	131	○	○	○	○	○
○	132	○	○	○	○	○
○	133	○	○	○	○	○
○	134	○	○	○	○	○
○	135	○	○	○	○	○
○	136	○	○	○	○	○

123 Ich mag, wenn er mitmacht.

124 Ich mag Sex mit einem anderen Mann.

125 Ich mag, wenn mein Partner dabei zusieht.

126 Ich mag, wenn er dabei zuhört.

127 Ich mag, dass er heimlich zusieht oder zuhört.

128 Ich mag, wenn er in der Wohnung ist und weiß, was wir machen.

129 Ich mag, wenn er mitmacht.

Von ihm für sie:
Die Fragen füllen beide aus. Er, was er gerne möchte; sie, was sie bereit ist, ihm zu geben.

130 Ich mag es, Sexgeschichten vorgelesen zu bekommen.

131 Ich mag es, über meine Fantasien zu sprechen.

132 Ich mag es, alle Fantasien von ihr zu erfahren.

133 Ich mag erlebte, intime Geschichten meiner Partnerin hören.

134 Ich mag es, wenn sie kein Höschen trägt.

135 Ich mag es, in Reizwäsche betrachtet zu werden.

136 Ich mag es, nackt betrachtet zu werden.

Übereinstimmung		Ja	mal ausprobieren	geht so	später vielleicht	Nein
○	137	○	○	○	○	○
○	138	○	○	○	○	○
○	139	○	○	○	○	○
○	140	○	○	○	○	○
○	141	○	○	○	○	○
○	142	○	○	○	○	○
○	143	○	○	○	○	○
○	144	○	○	○	○	○
○	145	○	○	○	○	○
○	146	○	○	○	○	○
○	147	○	○	○	○	○
○	148	○	○	○	○	○
○	149	○	○	○	○	○
○	150	○	○	○	○	○
○	151	○	○	○	○	○

137 Ich mag, wenn sie Unterwäsche mit Öffnungen an den richtigen Stellen trägt.

138 Ich mag es, wenn meine Partnerin ohne mich zu entkleiden mit den Fingern stimuliert.

139 Ich mag es, wenn meine Partnerin mir verruchte Dinge ins Ohr flüstert.

140 Ich mag es, wenn sie beschreibt, wie sie es mit mir machen will.

141 Ich mag Küsse an Zehen und Fingern.

142 Ich mag Küsse an den Brustwarzen.

143 Ich mag Küsse an den Innenschenkeln.

144 Ich mag Küsse im Intimbereich.

145 Ich mag es, mit einer Feder gestreichelt zu werden.

146 Ich mag es, mit den Haaren gestreichelt zu werden.

147 Ich mag es, mit den Wimpern gestreichelt zu werden.

148 Ich mag es, gekitzelt zu werden.

149 Ich mag sanfte Bisse.

150 Ich mag leichtes Beißen an den Brustwarzen.

151 Ich mag sanfte Bisse im Intimbereich.

Übereinstimmung		Ja	mal ausprobieren	geht so	später vielleicht	Nein
○	152	○	○	○	○	○
○	153	○	○	○	○	○
○	154	○	○	○	○	○
○	155	○	○	○	○	○
○	156	○	○	○	○	○
○	157	○	○	○	○	○
○	158	○	○	○	○	○
○	159	○	○	○	○	○
○	160	○	○	○	○	○
○	161	○	○	○	○	○
○	162	○	○	○	○	○
○	163	○	○	○	○	○
○	164	○	○	○	○	○
○	165	○	○	○	○	○
○	166	○	○	○	○	○
○	167	○	○	○	○	○

152 Ich mag es, meine Partnerin im Intimbereich zu rasieren.

153 Ich mag es, von ihr an der Scham rasiert zu werden.

154 Ich mag vor dem Eindringen mit der Hand stimuliert werden.

155 Ich mag vorher mit der Zunge stimuliert werden.

156 Ich mag mir beim Empfangen von Oralsex Zeit lassen.

157 Ich mag es, dabei angesehen zu werden.

158 Ich mag es, dabei am ganzen Körper gestreichelt zu werden.

159 Ich mag es, beim oralen Sex einen Orgasmus zu haben.

160 Ich mag beim Oralsex wehrlos sein.

161 Ich mag Oralsex im Stehen.

162 Ich mag es, oralen Sex an meinem Anus zu bekommen.

163 Ich mag es, wenn ihre Finger beim Oralsex mit meinem After spielen.

164 Ich mag es, beim oralen Sex einen Orgasmus zu haben, ohne mich sofort revangieren zu müssen.

165 Ich mag anale Stimulation.

166 Ich mag es, beim Koitus den Po geknetet zu bekommen.

167 Ich mag beim Koitus sanftes Massieren des Afters.

Übereinstimmung		Ja	mal ausprobieren	geht so	später vielleicht	Nein
○	168	○	○	○	○	○
○	169	○	○	○	○	○
○	170	○	○	○	○	○
○	171	○	○	○	○	○
○	172	○	○	○	○	○
○	173	○	○	○	○	○
○	174	○	○	○	○	○
○	175	○	○	○	○	○
○	176	○	○	○	○	○
○	177	○	○	○	○	○
○	178	○	○	○	○	○
○	179	○	○	○	○	○
○	180	○	○	○	○	○
○	181	○	○	○	○	○
○	182	○	○	○	○	○

168 Ich mag es, beim Sex den Rücken zerkratzt zu bekommen.

169 Ich mag es, sie beim Sex stöhnen zu hören.

170 Ich mag es, bis zu einem kritischen Punkt getrieben zu werden ohne kommen zu dürfen.

171 Ich mag es, an einem öffentlichen Platz heimlich mit den Fingern befriedigt zu werden.

172 Ich mag es, an einem öffentlichen Platz heimlich mit dem Mund befriedigt zu werden.

173 Ich mag leichtes Fesseln.

174 Mit einem Schal.

175 Mit Handschellen.

176 Mit einem Gürtel.

177 Mit den Händen hinter dem Rücken.

178 An den Füßen.

179 An die Bettpfosten.

180 Ich mag es, wehrlos zu sein.

181 Ich mag es, gefesselt gefüttert zu werden.

182 Ich mag beim Liebesspiel leichte Schläge mit der Hand.

Überein-stimmung		Ja	mal ausprobieren	geht so	später vielleicht	Nein
○	183	○	○	○	○	○
○	184	○	○	○	○	○
○	185	○	○	○	○	○
○	186	○	○	○	○	○
○	187	○	○	○	○	○
○	188	○	○	○	○	○
○	189	○	○	○	○	○
○	190	○	○	○	○	○
○	191	○	○	○	○	○
○	192	○	○	○	○	○
○	193	○	○	○	○	○
○	194	○	○	○	○	○
○	195	○	○	○	○	○
○	196	○	○	○	○	○
○	197	○	○	○	○	○
○	198	○	○	○	○	○

183 Ich mag beim Liebesspiel leichte Schläge mit dem Stock.

184 Ich mag beim Liebesspiel leichte Schläge mit dem Gürtel.

185 Ich mag beim Liebesspiel leichte Tropfen mit Kerzenwachs.

186 Ich mag Sex mit einer anderen Frau.

187 Ich mag, wenn meine Partnerin dabei zusieht.

188 Ich mag, wenn sie dabei zuhört.

189 Ich mag, dass sie heimlich zusieht oder zuhört.

190 Ich mag, wenn sie in der Wohnung ist und weiß, was wir machen.

191 Ich mag, wenn sie mitmacht.

192 Ich mag Sex mit einem anderen Mann.

193 Ich mag, wenn meine Partnerin dabei zusieht.

194 Ich mag, wenn sie dabei zuhört.

195 Ich mag, dass sie heimlich zusieht oder zuhört.

196 Ich mag, wenn sie in der Wohnung ist und weiß, was wir machen.

197 Ich mag, wenn sie mitmacht.

198 Ich möchte, dass alles, was wir beim Sex treiben, nicht auf unser sonstiges Zusammensein übergeht.

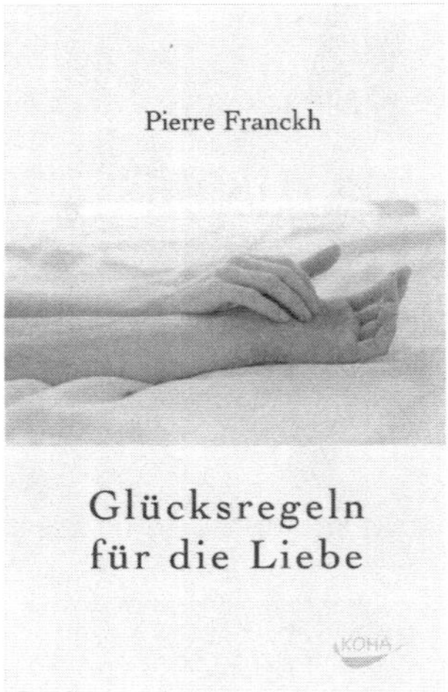

Pierre Franckh
Glücksregeln für die Liebe

Nicht nötig, länger einsam zu sein – mit den Tipps aus diesem Ratgeber findet wirklich jeder den ersehnten Seelenpartner! Pierre Franckhs Glücksregeln sind so einfach wie effektiv. Dabei werden eigene Wünsche erarbeitet, Liebes-Irrtümer ausgeräumt und das Selbstbewusstsein gestärkt. Ein feinfühliger Wegweiser zur Traumbeziehung.

192 Seiten, gebunden, € 12,95
ISBN 3-936862-50-8

Kontaktadresse und weitere Informationen auf der Homepage:
www.pierre-franckh.de

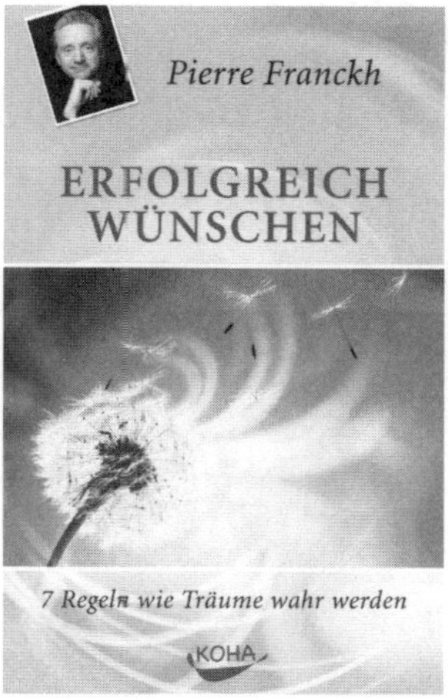

Pierre Franckh
Erfolgreich Wünschen

7 Regeln wie Träume wahr werden

Sein Leben selbst gestalten, zum richtigen Zeitpunkt das bekommen, was man gerade braucht – Partner, Auto, Wohnung – wer möchte das nicht! Dass dies kein Wunschtraum zu bleiben braucht und wie man sich diese Fähigkeit, das Richtige vom Leben geschenkt zu bekommen, erwirbt, zeigt uns Pierre Franckh praktisch anhand von sieben Regeln. Er erklärt unter anderem:

- wie man seine Wünsche formuliert
- wie negative Erwartungen die bewussten Wünsche torpedieren
- wie man diese und andere Fallgruben umgeht.

Schritt für Schritt üben wir so das erfolgreiche Wünschen und mit jedem erfüllten Wunsch wächst auch das Vertrauen in die eigenen Fähigkeiten und Möglichkeiten. Gewürzt mit vielen Beispielen aus seinem Leben bietet dieses Buch von Pierre Franckh einen Weg unser Leben zu verändern, denn mit der Kunst erfolgreich zu wünschen haben wir einen wesentlichen Schlüssel zu einem glücklichen harmonischen Leben gewonnen.

192 Seiten, gebunden, € 9,95
ISBN 3-936862-66-4

Der neue Schlüssel zur erfüllten Partnerschaft

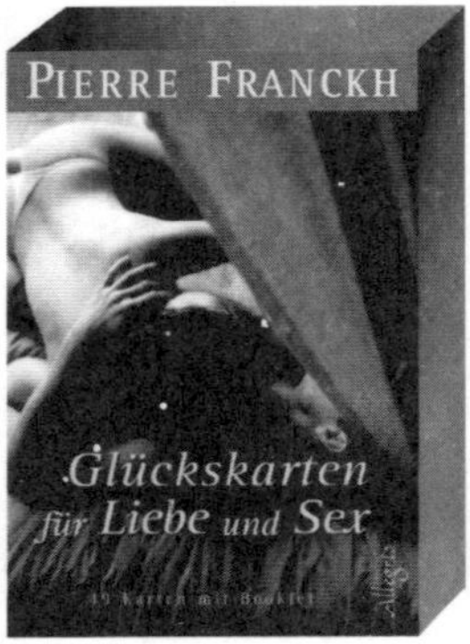

Diese Karten sind eine einfache Anleitung auf spielerische Art zu mehr Kommunikation, Vertrauen und Spaß mit dem Partner zu finden.

Sie sind ein Schlüssel zu einem lustvollen Umgang mit unserer Intimität und erlauben, die Ratschläge aus Pierre Franckhs Bestsellern *Glücksregeln für die Liebe* und *Lustvoll Lieben* mit dem Partner zu erleben.

Glückskarten für Liebe und Sex
Der neue Schlüssel zur erfüllten Partnerschaft
49 Karten mit
64 Seiten Booklet
9,5 x 13,5 cm

ISBN-13: 978-3-7934-2045-3
ISBN-10: 3-7934-2045-0